ÉTUDE

SUR

LES COMPLICATIONS PULMONAIRES

DE LA

FIÈVRE TYPHOÏDE

[illegible]

[illegible]

PAR

Le Dr [illegible]

[illegible]

PARIS

V. ADRIEN DELAHAYE ET Cie, LIBRAIRES-ÉDITEURS

PLACE DE L'ÉCOLE-DE-MÉDECINE

[illegible]

ÉTUDE

SUR

LES COMPLICATIONS PULMONAIRES

DE LA

FIÈVRE TYPHOÏDE

ET SPÉCIALEMENT SUR

LES PLUS RARES D'ENTRE ELLES

PAR

Le Dr GUILLERMET,

Ancien interne des hôpitaux et de la Maternité de Paris.

PARIS

V. ADRIEN DELAHAYE ET Cie, LIBRAIRES-ÉDITEURS,

PLACE DE L'ÉCOLE DE MÉDECINE

1878

d 62

ÉTUDE

SUR

LES COMPLICATIONS PULMONAIRES

DE LA

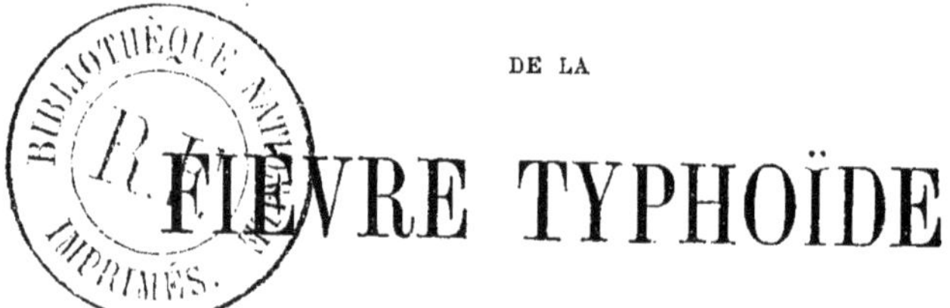

FIÈVRE TYPHOÏDE

ET SPÉCIALEMENT SUR

LES PLUS RARES D'ENTRE ELLES

PAR

Le Dr GUILLERMET,
Ancien interne des hôpitaux et de la Maternité de Paris.

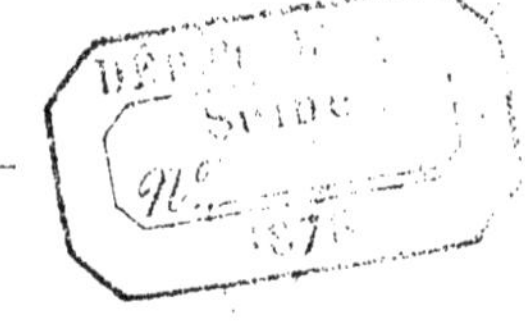

PARIS
V. ADRIEN DELAHAYE ET Cie, LIBRAIRES-ÉDITEURS,
PLACE DE L'ÉCOLE DE MÉDECINE
1878

Td 63
201

AVANT-PROPOS,

Nous avons choisi comme dissertation inaugurale les complications pulmonaires de la fièvre typhoïde, complications dont la fréquence n'est l'objet d'un doute pour personne.

Cependant parmi elles, s'en trouvent quelques-unes qui se rencontrent moins frequemment que les autres, et c'est celles-ci que nous avons eu plus particulièrement en vue. Nous avons tâché surtout d'en étudier la pathogénie et le mécanisme,

Nous ne nous dissimulons point les imperfections de ce travail, heureux si le groupement des faits que nous avons rapportés peut être de quelque utilité.

Nous tenons avant tout à remercier notre exellent maître M. le professeur Jaccoud, des conseils qu'il nous a donnés et des renseignements bibliographiques qu'il nous a fournis, ainsi que nos bons amis MM. le docteur J. Binet de Stoutz, Gautier et de Laraberie, internes des hôpitaux, des traductions qu'ils ont bien voulu faire pour nous.

ETUDE SUR LES COMPLICATIONS PULMONAIRES

DE LA FIÈVRE TYPHOIDE

ET SPÉCIALEMENT SUR

LES PLUS RARES D'ENTRE ELLES

CHAPITRE PREMIER.

VUE D'ENSEMBLE SUR LA FIÈVRE TYPHOÏDE ET SUR SES COMPLICATIONS.

Comme toutes les maladies infectieuses, la fièvre typhoïde est une affection générale, où, à côté de lésions caractéristiques, s'en trouvent d'autres pouvant frapper la totalité ou la presque totalité des organes, qui sont différentes de nature et d'intensité, mais qui rendent souvent compte des accidents éprouvés, bien mieux que l'altération spéciale à la dothiénentérie. En effet, il n'est pas rare de ne trouver à l'autopsie d'une forme grave que des lésions intestinales minimes ou presque nulles, comme Barth (1), Renaut et Cazalis (2), et d'autres observateurs en ont rapporté des exemples.

Parmi ces lésions accessoires, les unes sont observées dans presque toutes les autopsies, tandis que d'autres constituent un fait à part, soit parce qu'elles siégent dans un organe habituellement respecté, soit parce qu'elles affectent une forme insolite dans un organe ordinairement affecté.

La lésion pathognomonique de la fièvre typhoïde, c'est la congestion, l'infiltration, l'ulcération des plaques de Peyer et des follicules de l'intestin grêle. — Ce processus anatomique, qui correspond à la période clinique appelée, depuis les travaux d'Hamernjk, période d'*infection*, dure rarement moins de quatorze jours, rarement plus de vingt-huit, ordinairement de dix-sept à vingt et un, et passe par degrés insensibles à la seconde période, celle de *réparation*, car, bien qu'on ait observé une évolution simultanée dans toutes les glandes atteintes, le plus fréquemment la maladie procède par poussées successives, et à l'autopsie on trouve dans l'intestin des plaques de Peyer et des follicules agminés à tous les degrés du cycle typhique, depuis le gonflement jusqu'à l'ulcération à fond déjà parfaitement détergé.

A cette lésion de l'intestin grêle viennent normalement s'en joindre d'autres, ce sont des altérations des organes lymphoïdes de l'organisme. — Ordinaire-

(1) Bulletin de la Société anatomique, 1853, p. 73.
(2) Archives de physiologie normale et pathologique, 1873, p. 226.

ment limitée à la partie terminale de l'iléon, on a quelquefois vu la lésion s'étendre, dans le gros intestin, à tous les follicules isolés, depuis la valvule iléo-cæcale jusqu'au rectum.

Dans des cas très-rares, on l'observerait dans le jéjunum, le duodénum, et même dans la portion pylorique de l'estomac, comme l'ont décrit Dittrich et Hamernjk.

Les glandes mésentériques sont aussi le siége d'un travail morbide semblable; les ganglions bronchiques, ceux de l'aine et du cou présentent aussi une inflammation avec transformation médullaire qu'on ne peut rapporter à une lésion du réseau lymphatique afférent (Griesinger).

La rate est augmentée de volume d'une façon presque constante, et cela jusqu'au sextuple du volume normal (Rokitansky).

Quelquefois les amygdales sont le siége d'un gonflement précoce et déterminant une angine qui est prodromique de la fièvre typhoïde.

A côté de ces lésions, on en trouve dans le foie et les reins. — Le foie présente des petits foyers de productions nucléaires molles et grisâtres, consistant en de petits noyaux serrés les uns contre les autres, petits, ronds, brillants, sans membrane enveloppante, situés soit dans le tissu interlobaire, soit dans le tissu hépatique lui-même (Wagner).

Les reins sont fortement hyperémiés; les épithéliums sont un peu tuméfiés, granuleux et troubles; quelquefois les tubuli renferment des cylindres hyalins.

Toutes ces altérations fondamentales, portant sur les principaux organes de l'appareil hématopoiétique, ont pour conséquence une altération du sang, qui, au début, ne présente pas des caractères différents de ceux qu'on observe dans les pyrexies (Becquerel et Rodier), mais qui, à mesure que la maladie se prolonge, tend à devenir très-complexe.

L'appareil respiratoire est aussi à un degré variable constamment altéré. — Le larynx présente une inflammation catarrhale précoce qu'il ne faut point confondre avec les altérations ulcéreuses du décours de la maladie. Les bronches sont le siége d'un catarrhe qui peut s'étendre plus ou moins profondément dans l'arbre aérien, et qui détermine le collapsus avec atélectasie de plusieurs points du champ respiratoire. En outre, dans les parties déclives on observe presque constamment de la congestion hypostatique accompagnée ou non d'œdème (Jaccoud). Nous reprendrons du reste cette question plus bas avec les détails qu'elle comporte.

Les centres nerveux ne présentent pas d'altération profonde; cependant les enveloppes et les couches superficielles du cerveau et de la moelle sont fréquemment le siége d'une hyperémie intense. En outre, Buhl a constaté une augmentation notable de la quantité d'eau contenue dans le cerveau pendant la période initiale et la période d'état de la fièvre typhoïde.

Une affection fébrile aussi grave et d'aussi longue durée que celle dont nous nous occupons amène dans l'organisme des troubles profonds et quelquefois irréparables ; aussi voyons-nous, à la fin de la période d'infection et dans la période dite de réparation, apparaître des désordres plus graves, dont une grende partie est imputable à l'hyperthermie prolongée. Alors le sang et les muscles notamment présentent des modifications qui expliquent les complications les plus sérieuses de la fièvre typhoïde et la terminaison souvent fatale de celle-ci.

Le sang, vers la fin de la maladie, présente souvent un degré extrême d'appauvrissement, surtout chez les individus [qui, déjà anémiques auparavant, ont subi des spoliations considérables, comme des hémorrhagies, de la diarrhée, surtout si l'on y a joint la diète. — Peut-être, selon Griesinger, une tuméfaction exceptionnellement considérable de la rate y serait-elle pour quelque chose?

Très-souvent aussi le sang devient sirupeux, se décomposant très-vite après la mort. A un degré extrême, il y a épaississement véritable du sang, avec sécheresse des organes , frottement péricardique (Buhl) et symptômes nerveux. En outre, on observe dans le sang des produits de désassimilation organique, qui sont éliminés par l'urine, et diverses espèces de micrococcus. (le *Penicillum crustaceum* et le *Rhizopus nigricans*) décrits par Hallier; mais on conteste un peu leur spécificité (1).

Quant aux muscles, ils sont fréquemment altérés. La lésion qu'ils présentent, signalée par Zenker, sous

(1) V. Richter. Ueber die krankmachenden Schmarotzupilse, Schmidt's Jahrb., 1875 p. 168.

le nom de dégénération granuleuse et cireuse des muscles, a été étudiée par d'autres observateurs, notamment par Hoffmann.

La dégénération cireuse, plus grave que l'autre, résulte de la coagulation pendant la vie du contenu de la fibre musculaire, qui apparaît, au microscope, transparente, un peu opalescente et très-cassante. D'après les recherches de Hoffmann, on l'observerait surtout dans le diaphragme, les adducteurs de la cuisse, et les grands droits de l'abdomen ; mais elle peut affecter presque tous les muscles de l'économie. — Le plus fréquemment, à la suite, il y a prolifération cellulaire du périmysium et régénération du muscle ; mais quelquefois il y a production exagérée de cellules embryonnaires qui ne pourront toutes se métamorphoser en substance contractile, et celles qui sont vouées à la destruction se transforment en pus. C'est ainsi qu'Hoffmann a pu citer deux cas de suppuration du grand fessier.

Mais le muscle le plus fréquemment altéré est le cœur. En vertu des connexions intimes de cet organe avec le poumon et des conséquences redoutables que sa dégénération a pour le système pulmonaire, nous entrerons sur ses lésions dans quelques détails que nous emprunterons aux leçons faites à la Charité, en 1874, par M. Hayem (1).

Le cœur conserve sa forme générale ; quelquefois il est notablement atrophié. Le tissu est couleur feuille-

(1) V. Progrès méd., 1875, p. 401, 414, 446, 458, 482, 493, 514, 525, 571, 589, 621, 696, ou tirage à part des leçons.

morte, présentant quelquefois des stries ou des plaques rougeâtres. Sa consistance peut être normale; mais le plus souvent il est ramolli. C'est même le caractère qui avait le plus frappé les premiers observateurs. Ce ramollissement serait souvent, pour M. Hayem, une lésion cadavérique. En tout cas on trouve, quand le cœur a sa consistance normale, des lésions très-accusées, mais visibles seulement au microscope.

Signalées pour la première fois par Hermann Stein en 1861, puis par Zenker, Wagner et Hoffmann, elles portent sur les fibres musculaires elles-mêmes et consistent dans la dégénération vitreuse. Ces altérations sont disséminées d'une façon irrégulière et peuvent facilement échapper à un examen superficiel.

Outre les transformations du contenu strié, on observe une multiplication des noyaux musculaires et une tuméfaction plus ou moins marquée du protoplasma qui les entoure.

Le tissu interstitiel est également le siége d'altérations; il s'y produit des éléments cellulaires nouveaux. Dans les vaisseaux, on peut noter une prolifération cellulaire de la tunique interne des artères, une véritable endartérite. Nous avons donc là tous les caractères d'un processus irritatif avec dégénération des éléments propres du tissu, c'est-à-dire d'une myocardite.

Les altérations cardiaques siégent donc dans le muscle lui-même, presque jamais dans les séreuses. Cependant Griesinger a constaté, dans un cas de mort dans le collapsus, une endocardite végétante de la valvule mitrale, et il signale aussi la possibilité de rencontrer la péricardite. Ce sont dans tous les cas des lésions extrêmement rares. Toutes ces causes réunies amènent des altérations nutritives. Il se produit des lésions de différents organes, qui quelquefois ne peuvent se réparer.

C'est alors qu'on voit se manifester du côté des voies respiratoires ces laryngites ulcéreuses nécessitant quelquefois la trachéotomie, ces nécroses des cartilages du nez; du côté du système circulatoire ces thromboses cardiaques, artérielles, veineuses, amenant la gangrène des membres, sèche ou humide, ou celle de la face ou de l'oreille, comme Patry en a rapporté deux exemples, ces embolies allant porter dans les divers parenchymes l'épine inflammatoire qui déterminera leur suppuration; du côté du système nerveux, ces troubles intellectuels souvent durables, quelquefois persistants par dégénération graisseuse ou pigmentaire des éléments actifs du cerveau et insuffisance de réparation, ces paraplégies consécutives à l'infiltration du pus dans le canal rachidien à la suite d'eschares du sacrum (1); du côté du tégument externe, ces eschares, ces furoncles, ces érysipèles, si souvent le point de départ de résorption purulente et d'abcès métastatiques.

Si l'on examine à un point de vue général l'ensemble des lésions que nous venons d'énumérer, on voit qu'elles se divisent en deux classes : les unes sont le fait de la destruction ou de la réparation or-

(1) V. Trousseau, Clin. méd., t. I, p. 320.

ganiques; les autres sont produites par des phénomènes de congestion. Ces dernières se retrouvent quelquefois à l'autopsie, et nous les avons mentionnées (rein, cerveau, poumon, etc.). Mais c'est principalement en étudiant la marche clinique de la maladie que leur existence apparaît manifeste (1). Cette congestion au début est un phénomène actif, une fluxion résultat d'un travail morbide; plus tard elle change de caractère, devient passive, mécanique; c'est une stase résultant de l'affaiblissement de l'activité cardiaque. Ces deux formes de la congestion doivent être soigneusement distinguées l'une de l'autre, et la valeur du symptôme est bien différente dans les deux cas. Ces phénomènes congestifs s'accompagnent quelquefois de phénomènes inflammatoires et plus rarement d'hémorrhagies. Ces inflammations sont rarement franches; elles avortent la plupart du temps et, comme le fait remarquer Cazalis, « ces processus divers, congestion, inflammation, hémorrhagie, sont souvent réunis les uns aux autres, et leur étude ne peut être nettement séparée. »

La peau est l'un des organes où se manifestent le plus évidemment les phénomènes congestifs. On peut observer l'hyperémie se manifestant par la rougeur de la peau, qui reste sèche; dans ce cas ordinairement des phénomènes cérébraux dominent les autres symptômes, et l'on observe souvent les taches méningitiques de Trousseau.

(1) V. Cazalis, De la valeur de quelques phénomènes congestifs dans la dothiénentérie, th. Paris, 1874.

D'autres fois, c'est par des sueurs abondantes. Ces sueurs, quand elles sont un phénomène de fluxion (et non une sécrétion passive accompagnée de pâleur ou de cyanose de la peau avec refroidissement des extrémités), sont l'indice d'une congestion active de la peau, qui peut, dans quelques cas, modérer le mouvement fluxionnaire interne. Cazalis rapporte plusieurs observations de dothiénentérie avec sueurs abondantes où les épistaxis ont manqué, et il semble considérer leur durée comme un phénomène favorable (1).

Un autre phénomène analogue, ce sont les exanthèmes (roséole, acné) qui se manifestent et dont l'abondance est peut-être d'un pronostic favorable (2).

Les sueurs qui se montrent dans la période d'état et au début de la convalescence prennent souvent la forme de sudamina, et on leur a attribué la valeur de phénomènes critiques. Cazalis cite une observation où l'éruption de sudamina a coïncidé avec la disparition de phénomènes bronchiques et pulmonaires (3).

Une autre manifestation de la congestion cutanée est le purpura, mais celle-ci, quoiqu'on puisse quelquefois l'attribuer à une congestion intense (4), est bien plutôt le fait d'une altération du sang ou d'une lésion des capillaires. Il s'accompagne presque constamment d'ecchymoses sous les séreuses comme le

(1) Loc. cit., p. 14.
(2) V. Jaccoud, Traité de pathologie interne, t. II, p. 751.
(3) Cazalis, Loc. cit., obs. V, p. 25.
(4) Cazalis, loc. cit., obs. VIII, p. 34.

péritoine et le péricarde, et doit être considéré comme d'un pronostic fâcheux.

Du côté du tube intestinal, les phénomènes de congestion existent aussi. L'éruption, en effet, ne va pas sans qu'il y ait hyperémie de la muqueuse qui existe toujours, sauf dans quelques cas particuliers, notamment dans les fièvres typhoïdes à prédominance cérébrale. On peut cependant affirmer que la congestion intestinale n'est pas toujours en rapport avec l'abondance de l'éruption.

On connaît l'importance et la fréquence de la diarrhée dans la fièvre typhoïde. Nous n'avons pas à discuter ici, pas plus que pour l'entérorrhagie, son mécanisme et sa gravité.

Toutefois, comme nous l'avons déjà indiqué pour les congestions cutanées, l'hyperémie intestinale est quelquefois substitutive et l'on a vu, pour rester dans le sujet de cette étude chez des malades, la congestion pulmonaire par exemple, rester très-modérée tant que le malade a eu de la diarrhée, pour augmenter progressivement à mesure que cette dernière diminuait (1).

Nous avons déjà parlé de la congestion cérébrale (2) et de l'hyperémie des méninges et des couches superficielles du cerveau, qui souvent s'accompagne d'œdème méningé et même de thrombose veineuse, mais conduit très-rarement à la méningite (Hoffmann).

(1) V. Cazalis, loc. cit., obs. X, 42.

(2) V. Chedevergne, De la fièvre typhoïde, th. Paris, 1864. — Hoffmann, Unters uber die pathol. anat. Verand. der Organe beitm abdominal typhus, Leipzig, 1869. — Jaccoud, Loc. cit.

On observera parfois un épaississement de la pie-mère et de l'arachnoïde, mais il est fort exceptionnel d'y trouver du pus.

Dans les quelques autopsies de fièvre typhoïde à forme cérébro-spinale que Fritz (1) a faites, il a trouvé une congestion très-intense de méninges rachidiennes, des méninges cérébrales et du cerveau ; la moelle était saine.

L'hyperémie cérébrale se manifeste par un ensemble de symptômes qui a fait donner à la fièvre où on la remarque le nom de fièvre ataxique ou fièvre maligne. C'est la forme qui tue le plus de malades.

Là encore nous pouvons remarquer une sorte d'équilibre entre les manifestations congestives des divers organes. Les hyperémies cutanée, nasale, intestinale sont diminuées dans la forme cérébrale. Il n'en est pas de même du poumon où elle est en général remarquablement intense et c'est même souvent, surtout chez les enfants, un précieux indice que ces râles qu'on entend dans la poitrine pour faire au début le diagnostic entre une méningite et une dothiénentérie à forme ataxique.

Bornons-nous à mentionner ou à rappeler ces congestions du foie, des reins, des organes génitaux de la femme, toutes ces manifestations du mouvement fluxionnaire n'imprimant pas à la maladie un cachet spécial et disparaissant dans l'ensemble des symptômes, et arrivons pour le traiter avec plus de détails à la congestion pulmonaire.

(1) Fritz. Etude clinique sur divers symptômes spéciaux observés dans la fièvre typhoïde, th. Paris, 1864.

Le poumon est normalement congestionné dans la fièvre typhoïde et cette congestion donne lieu aux phénomènes de catarrhe qu'on observe dès le début de la maladie. Cette congestion est en général modérée et ne passe que rarement à l'inflammation vraie. Cette opinion est une vérité banale, reconnue de tous les auteurs.

Louis (1) a rencontré 19 fois la splénisation, 17 fois l'inflammation au 1er et 2e degré. Rarement l'hépatisation.

Bazin (2) fait des lésions pulmonaires une hyperémie à laquelle il décrit trois degrés : la congestion simple, l'hépatisation ou carnification, état souvent décrit sous le nom d'hépatisations, enfin l'apoplexie pulmonaire. Lorsqu'on trouve à l'autopsie une inflammation vraie, c'est une complication qui ne rentre pas dans le tableau de la fièvre typhoïde.

Bouillaud (3) appelle les lésions pulmonaires de la fièvre typhoïde un enchifrènement général des bronches, une pneumonie bâtarde.

Dans sa Nosographie médicale (4), il admet que la lésion la plus fréquente est la splénisation, siégeant surtout à la base et en arrière des poumons.

Delarroque (5) insiste sur l'absence d'inflammation vraie dans les poumons; il admet le catarrhe des

(1) Louis, Recherches anatomiques, pathologiques et thérapeutiques sur la maladie connue sous le nom de fièvre typhoïde, Paris, 1829.

(2) Bazin, thèse de Paris, n° 300, 1834.

(3) Clinique médicale de la Charité, Paris, 1837, t. I, p. 71.

(4) Nosographie médicale, 1846, t. III, p. 111.

(5) Traité de la fièvre typhoïde, Paris, 1847, t. I, p. 42.

BIBLIOTHÈQUE NATIONALE IMPRIMÉS R.F.

bronches, l'engouement pulmonaire. La pneumonie est rare et accidentelle.

Béhier (1) admet aussi que dans la fièvre typhoïde on observe des congestions, rarement des inflammations. La couleur, le poids, l'absence incomplète de crépitations peuvent être attribuées à l'hyperémie qui si elle est très intense, arrive à l'apoplexie pulmonaire.

La congestion du poumon trouve aussi un défenseur en M. Chedevergne (4). Elle s'accompagne de sécrétions séreuses remplissant les alvéoles pulmonaires et se terminant par une inflammation spéciale ou une véritable apoplexie.

Nous avons reproduit plus haut l'opinion de M. Jaccoud.

Les congestions dans la fièvre ont au début tous les caractères du mouvement fluxionnaire le plus avancé, et l'on observe des symptômes dont la mobilité affirme la bénignité, malgré leur apparence quelquefois menaçante. Aussi voit-on, comme nous l'avons dit plus haut, des phénomènes congestifs pulmonaires céder à une poussée congestive vers la peau, une sudation intense par exemple (obs. V de Cazalis).

C'est aussi ce qui explique pourquoi les révulsifs cutanés sont dans la plupart des cas d'une utilité si indiscutable dans les catarrhes pulmonaires de la fièvre typhoïde.

Béhier, à l'exemple de Graves employait les ven-

(1) Béhier, De la fièvre typhoïde à forme thoracique et de son traitement, Arch. gén. de méd., nov. 1857.

(2) Chedevergne, loc. cit.

touses sèches en grand nombre sur la poitrine et le dos (100 quelquefois). C'est cette pratique que nous avons vu suivre avec un grand succès dans le service de notre excellent maître M. le professeur Jaccoud.

Bouillaud employait les émissions sanguines et dans sa clinique on trouve la relation de beaux succès thérapeutiques obtenus par cette méthode.

Une observation de la thèse de Cazalis (obs. XVII) est particulièrement intéressante au point de vue du pronostic qu'on peut tirer de la mobilité des lésions.

Il s'agissait d'une fille de 22 ans, domestique, à Paris depuis sept mois, qui eut une fièvre typhoïde à forme adynamique, qui évolua avec une lenteur insolite (58 jours). A plusieurs reprises on nota la teinte bleue asphyxique de la peau, l'affaiblissement du cœur, la faiblesse, la prostration de la malade. On pouvait, on devait craindre une terminaison fatale, mais la marche de la maladie montra que les phénomènes morbides avaient ce caractère de mobilité qui en diminue la gravité. En effet, les premiers signes observés étaient ceux d'un catarrhe bronchique modéré ; au 13e jour apparurent des râles sous-crépitants fins, indiquant que la lésion s'était étendue jusqu'aux fines bronches des deux côtés ; au 18e, les signes de congestion pulmonaire avaient presque disparu ; au 19e, le poumon droit se prend et l'on entend des râles bullaires fins qui occupèrent un espace de plus en plus considérable et ne diminuèrent d'intensité qu'aux environs du 30e jour. Voici donc des phénomènes congestifs qui occupent les deux poumons, les abandonnent pour se jeter sur l'un des deux et cela en quelques jours. Aussi malgré l'apparence d'hyperémie passive que présentaient les accidents doit-on conclure dans ce cas à un mouvement fluxionnaire. L'issue de la maladie fut heureuse.

Malheureusement tous les cas ne sont pas aussi favorables, et l'on voit souvent des fièvres typhoïdes se terminer avec des phénomènes d'asphyxie dus à une congestion pulmonaire de plus en plus intense. C'est dans ces cas qu'on observe des splénisations hypostatiques, et il est presque constant de trouver une dégénération plus ou moins avancée du muscle cardiaque (Hoffmann). L'état particulier du sang y contribue probablement aussi. L'impulsion trop faible du cœur produit la stase des veines pulmonaires et la transsudation du sérum, rendue plus facile par la diffluence du sang. En effet, on remarque surtout ces hypostases pulmonaires chez les malades affaiblis quelquefois au plus fort de la maladie, le plus souvent dans son décours.

Anatomiquement, on trouve ordinairement la splénisation à la partie déclive, c'est-à-dire à la partie inférieure et postérieure des poumons. Les points atteints sont un peu mous, brun foncé, faisant une légère saillie, privés d'air ou peu aérés; les bronches sont ordinairement remplies de mucosités.

Cliniquement, les symptômes de la splénisation sont assez obscurs : matité assez étendue en arrière et en bas, respiration affaiblie mêlée parfois d'un peu de sibilance; très-rarement du souffle évident. La respiration est très-gênée, la face souvent cyanosée, la toux est faible, quelquefois nulle.

La mort est souvent la conséquence de ces lésions qui, quand elles guérissent (1) ont peu de tendance à la résolution. La maladie est donc toujours longue. Souvent la splénisation s'accompagne d'œdème du poumon. Un œdème moyen est très-fréquent quand il y a avec elle un catarrhe bronchique intense. Parfois il se développe, surtout au moment du changement de période de la maladie, un œdème aigu envahissant rapidement et sans cause connue toute l'étendue du poumon.

La mort arrive tantôt sous forme de collapsus subit, tantôt après vingt-quatre heures au milieu d'une dyspnée progressivement croissante.

D'autres fois la congestion amène la formation d'infarctus pulmonaire. Nous reviendrons plus bas sur ce fait-là.

L'emphysème n'est pas rare non plus et doit certainement être dû au catarrhe chronique du poumon, et à un défaut de résistance des parois alvéolaires dû à la maladie, car dans les observations résumées de Hoffmann (2), on peut constater plus de 13 cas d'emphysème, qu'il a notés, appartenant tous à des sujets jeunes.

Il arrive encore assez fréquemment que vers la fin de la maladie, on observe certaines inflammations des poumons subaigus, quelquefois non reconnues pendant la vie. Ainsi, M. Barth (3) présenta à la Société

(1) V. Griesinger, Traité des maladies inffectieuse, tr. Lemattre, 2e édit., p. 347.

(2) Hoffmann, loc. cit., p. 13-35.

(3) Bulletin de la Société anatomique, 1853, p. 73.

anatomique, en 1853, les pièces provenant d'un malade de 23 ans, atteinte de fièvre typhoïde adynamique, offrant une sécheresse extrême de la gorge, aplatissement considérable du ventre, amaigrissement et toux. Ce malade ne fut point ausculté. On trouva le poumon droit adhérent, dans toute son étendue, le bord postérieur du poumon offre une suppuration manifeste.

M. Barth considère cela comme de la splénisation suppurée.

Le processus inflammatoire revêt souvent aussi la forme de pneumonie lobulaire. A la coupe, on observe, disséminés, soit dans les points d'hypostase, soit dans le tissu sain, par exemple dans les lobes supérieurs du poumon, des foyers multiples d'un rouge obscur au début, plus tard, devenant d'un gris jaunâtre, durs, un peu friables, privés d'air. Quand l'état général est mauvais, on voit ces petits foyers subir la fonte gangréneuse, et il faut alors savoir les distinguer des abcès métastatiques qui siègent à la périphérie du poumon et sont limités par la plèvre, et qu'on observe dans ces cas où on peut admettre une pyémie, comme nous le verrons plus tard.

Pendant la vie, le diagnostic de cette affection est presque impossible. On peut le supposer quand, au milieu de symptômes de catarrhe bronchique modéré, la respiration du malade prend une odeur infecte, et qu'on voit se développer un grand état de faiblesse et du collapsus. Il est évident que toute autre gangrène pulmonaire donnerait les mêmes symptômes.

En outre, et souvent mélangée à d'autres lésions,

on observe la pneumonie chronique, la sclérose du poumon.

Mais indépendemment des lésions pulmonaires que nous venons de décrire, on observe des pneumonies lobaires, présentant le type des inflammations franches.

Sous le nom de pneumonie, on englobe dans le langage courant de la clinique, les complications pulmonaires présentant comme symptômes principaux, de la matité à la percussion, et à l'auscultation du souffle, de la bronchophonie, quelquefois des râles crépitants, rares dans la fièvre typhoïde.

Or, la réunion de tous ces symptômes, peut correspondre à trois états du poumon bien différents : 1° la congestion lobaire; 2° l'atélectasie ; 3° la pneumonie franche avec hépatisation.

Cette dernière peut se rencontrer dans la fièvre typhoïde; mais les fausses pneumonies sont bien plus fréquentes. Tout d'abord, faudrait-il ne pas prendre pour une fièvre typhoïde à forme thoracique, une bronchite plus ou moins intense, entée sur un état adynamique, comme cela arrive quelquefois, selon M. Constantin Paul (1).

Nous ne voulons contredire en rien cette opinion ; nous ferons seulement remarquer l'époque où elle fut émise (1871).

Pour montrer combien difficile est quelquefois le diagnostic des pneumonies, nous rapporterons le fait suivant, signalé par M. Maurice Raynaud (2), dans une discussion à la Société médicale des hô-

(1) V. Union médicale, 1871, t. II, p. 417.
(2) V. Union médicale, 1876, t. II, p. 855.

pitaux, en date du 10 novembre 1876. A l'époque de cette discussion, était couchée, dans le service de M. Raynaud, salle Sainte-Mathilde, une femme atteinte de fièvre typhoïde. Traitée par les bains froids, elle présenta, pendant trois jours, de la matité et du souffle; puis, tout à coup, ces symptômes disparurent. Ce n'est certes pas une pneumonie vraie qui disparaît ainsi en moins de vingt-quatre heures, après trois jours de durée. M. Raynaud ajoute qu'il a observé d'autres faits semblables.

Il s'agissait bien certainement là d'une de ces congestions fugaces du poumon sur lesquelles nous avons insisté, et d'un fait comparable à celui de Cazalis (observ. XVII de sa thèse), que nous avons résumé plus haut. Seulement dans le cas de M. Raynaud, l'état général était meilleur, la maladie ne prit pas le caractère adynamique et le mouvement fluxionnaire ne se reproduisit pas.

Il est, on le voit, difficile de distinguer les diverses formes de pneumonie, et c'est souvent l'autopsie seule qui permet de le faire. Cependant il est certains phénomènes qui ne sont souvent pas remarqués, mais qui mettraient sur la voie du diagnostic.

Si la pneumonie éclatait au début de la dothiénentérie, il serait facile à faire; mais nous verrons plus loin, ce qu'on doit penser du pneumo-typhus primitif. Souvent la pneumonie, franchement inflammatoire, débute au maximum d'intensité de la maladie (du 14e au 20e jour), le plus fréquemment dans le cours de l'affection, quelquefois dans la convalescence.

Les signes sont ceux d'une pneumonie ordinaire : point de côté, matité, souffle, augmentation de la température; cependant les crachats caractéristiques manquent souvent. Ce qui doit conduire à examiner la poitrine, si on a pas l'habitude de le faire, c'est l'apparition ou l'intensité plus grande de la rougeur des joues (Griesinger), c'est surtout le frisson, sur lequel M. Raynaud insiste beaucoup. On comprend ce que le premier signe a d'infidèle; quant au second, il passe facilement inaperçu au milieu du fracas des autres symptômes de l'affection primitive. Cependant il est quelquefois assez violent pour attirer l'attention, même au milieu d'un état très-grave. Le fait suivant, rapporté par M. Féréol, dans la même discussion le prouve :

Obs. I. — « Le malade dont il s'agit m'avait été envoyé, dit M. Féréol, par mon ami le docteur Raynaud, qui désirait lui faire prendre des bains froids, ce qui était impraticable au domicile du malade. Au quatorzième jour de sa fièvre, ce jeune homme, âgé de 17 ans, était dans l'état le plus grave. Température entre 40,8 et 41,2; pouls à 130. Langue sèche, congestion pulmonaire; cyanose; 5 bains donnés en 20 heures firent baisser la température à 38,2 et le pouls à 116. L'amélioration de l'état général était sensible, le malade demandait à manger (bouillons, potages, jus de viande). Un bain fut encore donné, mais mon interne, M. Colson, ayant remarqué que le malade était pris d'un frisson très-violent et très-persistant au bout d'un instant, fit cesser les bains froids et les remplaça par des lotions froides données toutes les deux heures. Le lendemain matin, la température était à 90,5 et le pouls à 120 : le malade était beaucoup plus abattu. M. Raynaud et moi nous fûmes d'accord pour reprendre l'usage des bains froids; après le troisième, le malade fut pris d'un violent frisson qui dura deux heures, avec point de côté à droite, et le lendemain matin on constatait du souffle tubaire avec matité et égophonie aux deux bases. On cessa les bains, mais malgré une médication énergique (2 vésicatoires successifs, plus de 200 ventouses, purgatifs, application de la ventouse Junod, potion de Tood, etc.) la complication pulmonaire emporta le malade au bout de 5 jours. »

Dans ce cas, il est probable, ainsi que le reconnaît M. Féréol lui-même, que la médication est la cause de la pneumonie ; elle explique aussi la violence inusitée du frisson, et aussi le soin qu'on a mis à le constater.

Ces pneumonies sont toujours accompagnées d'un catarrhe plus ou moins généralisé, mais siégeant surtout à la base des deux poumons (1).

Le pronostic de ces affections est en général moins grave qu'on ne le supposerait *à priori*. Griesinger (2) a vu guérir des pneumonies lobaires étendues qui se terminaient par la même défervescence brusque, que les pneumonies franches. D'après Jurgensen (3), le plus grand danger des pneumonies typhoïdes réside moins dans l'inflammation du parenchyme pulmonaire que dans la faiblesse du cœur. Dans les cas où le cœur sera affaibli, on pourra donc craindre une terminaison fatale. Il en est à coup sûr de même quand la pneumonie lobaire se relie à l'existence de la pyémie.

La pneumonie s'accompagne très-fréquemment d'un léger épanchement pleurétique ; quelquefois même, ce dernier devient assez considérable pour

(1) V. Ferrand, Union médicale, 1870, t. II, p. 490.

(2) Griesinger, Loc. cit., p. 346.

(3) Jurgensen, Handbuch der Krankheiten der Respirationes Apparats, p. 171. V. aussi, Bernheim, Leçons de clinique médicale.

qu'on soit obligé de pratiquer la thoracentèse. Il est fort rare qu'il existe, indépendamment d'une lésion pulmonaire; cependant, la chose s'est vue quelquefois. Dans l'épidémie qu'il a observée et dans laquelle il a fait 250 autopsies, Hoffmann a noté 20 fois la pleurésie, et 7 fois seulement sans complication pulmonaire. La plupart des cas étaient des épanchements pleurétiques peu étendus. Deux étaient fort considérables; l'un des deux détermina un pneumothorax : nous en reparlerons plus loin.

Comme complication ultime de la fièvre typhoïde, il faut noter le développement de la tuberculose miliaire, chez des individus prédisposés, alors que tout processus typhique est terminé. C'est le trouble profond de la nutrition qui favorise cet accident, qui peut-être se produit par transformation tuberculeuse directe des exsudats de pneumonie lobaire (Griesinger).

Quant à Hoffmann, il s'explique la phthisie par la quantité énorme de détritus qui, contenus dans les ganglions mésentériques, en dégénération caséeuse, ne peuvent être résorbés et dit Hoffmann, révivifiés à cause du peu d'activité des échanges organiques qui s'accomplissent dans un corps épuisé par la maladie. Ce sont ces cellules mortes qui amèneraient la tuberculose.

Hoffmann cite à ce propos son observation n° 69 (1) (n° 162 du résumé de autopsies).

Telles sont les complications pulmonaires les plus ordinaires de la fièvre typhoïde. Nous allons mainte-

(1) Hoffmann. Loc. cit., p. 278.

nant étudier celles qui sont rares : la pneumonie fibrineuse primitive, la pleurésie; un certain nombre de complications dépendant des phénomènes de congestion ; l'hémoptysie sans tubercules, les infarctus, le pneumothorax ; enfin, les gangrènes pulmonaires (1).

(1) Nous reproduisons à titre de renseignement l'état des poumons dans les 250 autopsies faites par Hoffmann. Dans une partie des cas il ne nota rien de particulier, mais il signala l'œdème pulmonaire 31 fois. La gangrène pulmonaire 13 fois, dont 1 fois disséminée dans le poumon. Les pleurésies 20 fois, dont 1 purulente. La pneumonie sans désignation 10 fois. La pneumonie croupale, 3 fois ; la pneumonie lobulaire. 13 fois ; la pneumonie hypostatique, 4 fois; la pneumonie chronique, 9 fois, dont 1 avec thromboses gangréneuses des artères pulmonaires. L'induration et mélanose du poumon, 2 fois ; l'emphysème pulmonaire, 13 fois ; de petites hémorrhagies avec œdème, 1 fois ; l'infarctus, 15 fois ; la tuberculose, 6 fois, dont 2 fois miliaire et 1 fois chronique. Le pneumothorax, 1 fois ; la thrombose des branches de l'artère pulmonaire 1 fois.

CHAPITRE II

PNEUMONIE FIBRINEUSE INITIALE

La fièvre typhoïde peut-elle débuter par une pneumonie vraie ? ou dans les faits très-rares relatés dans la science doit-on voir deux processus morbides différents coexistant sur le même individu, et sans lien de dépendance. C'est ce que nous allons examiner, après avoir rapporté trois faits qui peuvent être considérés comme les pneumonies primitives.

Le premier de ces faits est rapporté dans Griesinger; c'est le seul qu'il ait observé personnellement, quoique selon lui, « de tels cas surviendraient souvent dans certaines épidémies. »

Obs. II. — Une fille de 15 ans, dit-il (1), mourut au neuvième jour de la maladie; elle offrait une augmentation très-considérable du volume de la rate (11 centim. de longueur, 10 de largeur, 6 d'épaisseur). Ce viscère était turgescent, mou et ramolli; beaucoup de glandes mésentériques présentaient une tuméfaction récente et de couleur violet clair; les glandes de Peyer étaient légèrement tuméfiées, d'un rouge foncé ou grisâtre, un peu reticulées; sur une plaque il y avait une perte de substance de la grosseur d'une tête d'épingle ; dans les deux poumons on trouva une hépatisation d'un rouge brun, un peu molle, occupant toute la partie inférieure des deux poumons et une partie du lobe supérieur gauche. L'aspect de la rate et des glandes mésentériques ne permit pas d'admettre qu'il ne s'agit que d'une pneumonie double ordinaire.

Tel est le premier fait purement anatomique

(1) Griesinger loc. cit., p. 346.

comme on voit; les deux autres, observés en France sont plus cliniques.

Voici le premier, il est dû à Ed. Raynaud, et rapporté dans les *Bulletins de la Société anatomique*, 1837, p. 211.

Obs. III (résumée). — On admit, le 27 avril 1837, à la Pitié, salle Saint-Léon, n° 13, un garçon boulanger, âgé de 19 ans, à Paris depuis deux ans, robuste, n'ayant jamais été malade, n'ayant jamais fait d'excès d'aucun genre et ayant toujours été bien nourri.

Prodromes depuis une quinzaine de jours. Pas de diarrhée. Toux. Le 28 avril, à la visite du matin, on le trouve dans l'état suivant : face pâle, abattue, langue large, recouverte d'un enduit grisâtre. Toux assez fréquente suivie de l'expectoration de quelques crachats rouillés, poitrine sonore et élastique, respiration pure des deux côtés en avant, du côté droit seulement en arrière. Matité légère avec râle crépitant à la partie inférieure et postérieure gauche.

Pouls plein, fréquent, développé. Douleurs abdominales augmentées par la pression, pas de diarrhée.

Traitement. Saignée, tisane pectorale, looch blanc, diète.

Le 29 avril. Même état. Seconde saignée.

Le 30. Même état de la poitrine, douleurs abdominales plus fortes.

Le 1er mai. Malade agité, en délire, très-abattu, douleurs abdominales assez fortes, quelques selles diarrhéiques. Estomac extrêmement distendu donnant au premier moment quelques phénomènes de pneumothorax.

Traitement. Glace sur l'abdomen, compresses fraîches sur la tête, tisane, diète.

Le 2. Continuation des symptômes.

Le 3. Sonorité, élasticité de la poitrine en avant, respiration pure. En arrière et en bas des deux côtés, submatité, râles ronflants; en bas et à gauche matité et silence. Peau chaude, pouls à 130, soubresauts de tendons, délire. Excoration au sacrum.

Traitement. Saignée, glace sur le ventre, compresses fraîches, lavement purgatif.

Mort dans la nuit.

Autopsie 33 heures après la mort.

Poitrine. Plèvre gauche contenant 4 onces de sérosité sanguinolente; le lobe supérieur du poumon gauche n'offre rien de particulier; son bord postérieur présente un peu d'engouement. Lobe infér. dans toute son étendue à l'état d'hépatisation rouge. Dans aucun point on ne remarque d'hépatisation grise. La plèvre droite ne contient pas de sérosité. Le lobe supérieur du poumon droit est sain, les lobes moyen et inférieur sont engorgés dans toute leur étendue. Les bronches et leurs divisions contiennent une petite quantité d'écume sanguinolente que l'on fait sortir en comprimant les poumons.

Tête, cœur. Rien de spécial.

Abdomen. Lésions de la fièvre typhoïde peu avancée. Perforation de l'estomac du volume d'une pièce de 5 francs siégeant au niveau du grand cul-de-sac.

Il s'agit donc là d'une véritable pneumonie développée au début d'une fièvre typhoïde. Dans le cas qui suit, l'invasion de la pneumonie à précédé celle de la dothiénentérie.

L'observation est empruntée aux leçons de Chomel, sur la fièvre typhoïde (1).

Obs. IV. — Le nommé Mahon, âgé de 25 ans, boulanger, demeurant à Paris depuis un an, dit être très-fréquemment enrhumé. Il y a quatre jours, en travaillant, il fut pris subitement d'une vive douleur de côté avec impossibilité de continuer son travail, ensuite il éprouve un frisson, puis de la fièvre et est obligé de garder le lit. Il est couché, le 11 décembre 1830, salle Sainte-Madeleine, n° 30, et sans avoir fait aucune espèce de traitement. Le cinquième jour de sa maladie, état fébrile peu développé, vive douleur au-dessous du mamelon gauche; du même côté, matité avec respiration très-faible et crépitation éloignée en arrière et en bas; râles sibilants des deux côtés de la poitrine; crachats liquides

(1) V. Chomel. Leçons de clinique médicale, p. 423.

un peu aérés, adhérents au vase. Trois saignées pratiquées les trois jours suivants offrent chaque fois un caillot riche avec une couche épaisse, mais sans amélioration du malade qui reste dans le même état avec un peu de dyspnée, des crachats peu caractérisés et les mêmes phénomènes stéthoscopiques, mais avec une chaleur âcre et sèche; le pouls petit et fréquent.

Le douzième jour de sa maladie et le neuvième de son entrée à l'Hôtel-Dieu, il est pris de diarrhée, 5 à 6 selles dans les 24 heures : météorisme prononcé et un peu de douleur dans la région iliaque droite. La bouche du malade se sèche, insomnie continuelle; un peu de céphalalgie; la toux continue, la dyspnée augmente, les crachats deviennent opaques et adhérents au vase.

Le sixième jour l'abdomen, toujours tendu et résonnant, offre de nombreuses taches typhoïdes, mais peu colorées; tout le côté gauche est mat à la percussion; le malade maigrit rapidement; il est dans un état de prostration très-avancé, mais répond avec intelligence aux questions qui lui sont adressées.

Le dix-septième jour, il se plaint d'une assez vive douleur à l'épigastre. 15 sangsues sont appliquées sur cette partie; mais il ne tarde pas à tomber dans un état qui approche de l'agonie et meurt le dix-septième jour, quinze jours après son admission.

Autopsie trente-deux heures après la mort.

Le *cerveau* n'offre rien d'anormal.

Le *cœur* un peu plus volumineux et les cavités plus larges que dans l'état normal contient du sang liquide.

La *plèvre* gauche contient de 8 à 10 onces d'un liquide séro-purulent avec quelques traces de fausses membranes très-récentes, mais sans adhérences anciennes; le lobe supérieur du poumon gauche est en entier hépatisé, rouge et passant sur quelques points à la suppuration. Le reste du poumon est sain ainsi que celui du côté droit.

Abdomen. L'œsophage n'offre rien d'anormal; l'estomac rétréci contient plusieurs onces d'un liquide épais et noirâtre. La muqueuse qui est plus ramollie que dans l'état ordinaire est ramollie dans toute son étendue.

Le duodénum et le jéjunum n'offrent rien de notable. Dans toute l'étendue de l'intestin iléum on trouve de 8 à 10 plaques elliptiques, très-grandes, bien dessinées et offrant toutes la même forme, situées à des intervalles égaux et faisant à la surface de la muqueuse une saillie d'une demi-ligne à une ligne; quelques-unes sont rousses, d'autres grisâtres ou blanches; aucune n'offre l'aspect gaufré, mais toutes sont couvertes d'un réseau à larges mailles et si ramolli qu'on l'enlève facilement avec le doigt. Une seule, la plus rapprochée du cæcum, offre vers l'une de ses extrémités un commencement d'ulcération de quelques lignes de largeur.

Le gros intestin semble à l'état normal.

Les ganglions mésentériques sont un peu gonflés, rouges et ramollis.

La rate a bien trois fois son volume ordinaire.

Dans ces deux observations (car celle de Griesinger est trop incomplète au point de vue clinique pour servir à la discussion des faits autrement que comme une unité statistique), il s'agit bien évidemment de pneumonie et de fièvre typhoïde, puisque les lésions caractéristiques de ces deux affections ont été constatées à l'autopsie, et non point de pneumonies typhoïdes dont il est quelquefois difficile de les distinguer sans l'examen anatomique. Examinons maintenant quel peut être le rapport qui existe entre ces deux maladies.

Pour ce qui est du cas de Chomel, cet éminent clinicien eut au bout de peu de temps la pensée que derrière cette pneumonie qui débuta si naturellement se trouvât une affection plus dangereuse et de plus longue durée. « Cette crainte était motivée, dit-il, par l'intensité des phénomènes fébriles et sur leur prolongation après quatre émissions sanguines, avec une affection locale peu étendue, mal dessinée et n'offrant aucun symptôme local grave. Dès lors nous annonçâmes que nos soupçons acquerraient, s'il survenait de la diarrhée, un degré de probabilité qui se changerait en certitude si nous voyions apparaître une éruption de taches rosées. »

Son tact de clinicien servit bien Chomel en cette circonstance, car une pneumonie typhoïde se serait comportée de même ou peu s'en faut. Evidemment l'état antérieur du sujet a été pour quelque chose dans l'opinion de Chomel.

La pneumonie typhoïde, en effet, n'attaque presque jamais que les individus débiles ou débilités. Grisolle (1) n'a vu qu'un seul malade, doué d'une forte constitution et présentant les attributs des tempéraments sanguins. M. Torchet a obtenu des résultats semblables. Quoique Chomel ne parle pas du tempérament de son malade, l'âge, la profession, peuvent faire supposer qu'il n'était pas dans des conditions mauvaises.

Quant aux signes qu'il indique, ils sont sujets à contestation. La diarrhée s'observe dans les deux cas ; quant au signe tiré de la disproportion entre les symptômes généraux et les symptômes locaux, il n'aurait pas grande valeur si l'on en croit l'au orité de Grisolle.

« La gravité des symptômes typhoïdes, dit-il (2), n'a aucun rapport certain avec l'étendue de la pneumonie. Si j'en jugeais seulement d'après les faits que j'ai observés, je dirais presque que l'intensité des symptômes typhoïdes a été presque toujours en raison inverse de l'espace que la pneumonie occupait. »

(1) Grisolle. Traité de la pneumonie, p. 403.
(2) Loc. cit., p. 401.

Enfin l'éruption des taches rosées vient confirmer l'hypothèse de Chomel. L'autopsie l'a démontrée victorieusement.

Seulement, avons-nous eu affaire, en ce cas, à une pneumonie, complication de la fièvre typhoïde, ou à deux affections développées simultanément ?

La complication, telle que nous la comprenons, est ou l'exagération d'un symptôme de l'affection primitive ou le développement d'un symptôme inusité, mais en quelque sorte préparé par les lésions habituelles de la maladie. Par exemple : le délire, symptôme normal de la fièvre typhoïde, peut, par son exagération, devenir une complication. La pneumonie secondaire est une complication de cette pyrexie, car non habituelle elle a son apparition provoquée par la congestion du poumon, la dégénération du cœur et l'affaiblissement général, symptômes normaux. Dans des conditions autres, on a affaire, selon nous, à une maladie intercurrente et non à une complication.

Dans les deux observations qui précèdent, devons-nous considérer la pneumonie comme une complication de la fièvre typhoïde, ou cette dernière comme une maladie intercurrente dans le cours de la pneumonie ?

La première des observations ne permet pas de conclure d'une façon bien positive. Le malade était indisposé depuis quinze jours, et des symptômes qu'il éprouvait, on n'en mentionne que deux : c'est qu'il toussait et n'avait pas la diarrhée.

Ceci n'a rien de contradictoire avec le début d'une

fièvre typhoïde. A son entrée on constate une pneumonie et en même temps des douleurs abdominales.

Le malade meurt très-vite d'un accident (perforation stomacale), puisque, entré le 27 au soir, il meurt le 3 mai, et à l'autopsie on trouve des lésions peu avancées de fièvre typhoïde et une pneumonie à l'état d'hépatisation rouge. Il n'y a donc rien qui autorise à contester que leur développement ait été simultané et que la phlegmasie pulmonaire n'ait été préparée par la congestion typhique. Il peut donc s'agir là d'une complication.

Dans le second cas, nous avons vu un homme bien portant qui tout à coup est pris de frisson, de point de côté, de fièvre ; il se met au lit ; il a une pleuropneumonie.

Pendant son séjour à l'hôpital il est pris de diarrhée, de météorisme, et, le seizième jour de la maladie, on voit apparaître des taches rosées. Il meurt le dix-septième, et à l'autopsie on trouve des plaques réticulées, ramollies, mais non ulcérées.

Le début brusque n'est guère celui d'une fièvre typhoïde, l'invasion sans prodromes par un grand frisson étant fort rare et ne s'accompagnant pas de phénomènes pulmonaires aussi accusés.

Les taches rosées apparaissent 16 jours après, elles qui ordinairement se montrent entre le septième et le neuvième jour.

L'autopsie découvre des lésions intestinales qui, au lieu du dix-septième jour, indiquent le huitième au dixième jour.

Tout ceci semble concorder pour assigner, au moment de la mort, huit à dix jours de durée à la fièvre typhoïde.

La pneumonie, dont le début est antérieur d'une semaine, serait dans ce cas la maladie primitive, et la dothiénentérie une affection intercurrente, à moins d'admettre qu'au moment du frisson le malade était déjà en incubation de sa fièvre typhoïde, et que la première cause occasionnelle venue s'est portée au *locus minoris resistentiæ*, qui était le poumon (le malade toussait et s'enrhumait facilement). Alors la pneumonie deviendrait une sorte de complication prodromique de la fièvre typhoïde. Tout cela est de l'hypothèse pure.

Il résulte de ce que nous venons de dire, du peu d'observations que nous avons pu rassembler, que la pneumonie primitive dans la fièvre typhoïde est une complication des plus rares, et souvent difficile à démontrer péremptoirement.

CHAPITRE III.

PLEURÉSIE.

Tandis qu'une pneumonie, une bronchite intense en foyer gangréneux s'accompagnent presque toujours d'un épanchement pleurétique plus ou moins abondant, il est fort rare que dans le cours d'une fièvre typhoïde, on voie se développer une pleurésie sans lésion pulmonaire. Hoffmann (1), nous l'avons dit plus haut, n'a rencontré que sept fois la pleurésie dans ces conditions-là, sur vingt épanchements pleurétiques qu'il a pu constater à l'autopsie. Griesinger (2) signale aussi la rareté des pleurésies comme complication de la fièvre typhoïde, sans inflammation pulmonaire préexistante ou concomitante. Grisolle (3) est du même avis, du moins quant aux pleurésies du début, il met au contraire la pleurésie au nombre des complications pulmonaires fréquentes au décours de de l'affection, mais ne distingue pas entre celles qui sont accompagnées d'inflammation du parenchyme et celles qui sont simples.

Les épanchements pleurétiques se développent ordinairement dans la seconde ou la troisième semaine

(1) Hoffmann, loc. cit., p. 268.
(2) Griesinger, loc. cit., p. 349.
(3) Grisolle, loc. cit., p. 43 de l'édition de 1874.

de la maladie ; quelquefois pendant la convalescence.

Ces épanchements peuvent devenir considérables et sont dangereux en ce qu'ils ont une très-faible tendance à la résorption.

Alexandre Tweedie (1), dans ses leçons sur les fièvres continues, parle en ces termes de la pleurésie dans la fièvre typhoïde, et en donne ainsi les symptômes.

« Dans la fièvre typhoïde, il y a une tendance marquée à l'inflammation des membranes séreuses ; donc la pleurésie est une complication ou une affection secondaire fréquente. Elle peut ne pas être toujours reconnue par ses seuls symptômes généraux, mais, grâce à une auscultation attentive, il est rare de la laisser échapper. Il semblerait qu'on l'observe moins dans la fièvre typhoïde de Paris, car Louis ne mentionne que cinquante cas (?) qu'il ait observés lui seul. Cette rareté de la pleurésie comme complication de la fièvre typhoïde ne s'accorde pas avec l'expérience des médecins anglais, et il résulte de cette susceptibilité aux inflammations séreuses, et plus spécialement la pleurésie, qu'il est bon d'y avoir l'œil même dans la fièvre typhoïde bénigne. Elle est indiquée par un froid et un frisson soudains, de la douleur ou un point de côté dans l'inspiration profonde ; une aversion à se coucher sur le côté malade, une respiration précipitée, un fort frottement pleural avec diminution de sonorité circonscrite. Ces signes caractéristiques n'existent pas toujours, et même dans le plus grand

(1) Tweedie. Lectures sur les caractères distinctifs, la pathologie et le traitement des fièvres continues, publiées en 1862, page 89.

nombre des cas la maladie est moins évidente. Le frisson peut manquer, la douleur peut être faible ou nulle, la respiration peut ne pas être précipitée ou ne l'être que faiblement, parfois la peau seulement chaude et colorée vient indiquer que quelque chose va mal. L'examen de la poitrine manque rarement de révéler le secret par le craquement entendu au siége de l'inflammation pleurétique, ou si le ma a eu une marche encore plus insidieuse, la percussion sourde et le murmure vésiculaire absent indiquent ainsi l'existence d'un épanchement de liquide plus ou moins abondant dans la cavité pleurale. Il est remarquable de constater combien le liquide s'accumule rapidement dans certains cas, d'où la éncessité de veiller même dans les fièvres typhoïdes légères à la première manifestation des symptômes pulmonaires qui peuvent surprendre à n'importe quel stade de la maladie et même dans la convalescence. »

On voit que d'après Tweedie, la pleurésie ne serait nullement une complication rare de la dothiénentérie, et il semble que tous les médecins doivent la connaître. Cependant, dans une séance de la Société d'amélioration médicale de Boston, ce sujet fut abordé et discuté. Fifield (1) ayant présenté une observation de pleurésie dans la fièvre typhoïde guérie par la thoracentèse fut accusé d'erreur d'observation.

Jugeant la question très-importante il publia les trois observations suivantes dans le Boston medical and surgical Journal (1).

(1) V. The Boston med. and surg. Journ., mai 1873.
(2) V. The Boston med. and surg. Journ., mai 1873.

La première a trait à un malade que Fifield observa dans la clientèle du Dr Hedman ; il s'agit d'une pleurésie développée vers la fin du 3e septenaire d'une fièvre typhoïde.

Obs. V. — Malade de 34 ans. Durée de la maladie : 4 semaines. Durant la première semaine survinrent des nausées et des vomissements rendant le diagnostic obscur et le traitement difficile. Pas de symptômes cérébraux ou abdominaux durant cette première semaine. Céphalalgie un jour seulement. Nulle part de taches rosées ou de sudamina. Météorisme appréciable pendant quelques jours seulement au commencement de la quatrième semaine. Hémorrhagie symptomatique soulagée par l'eau-de-vie et le kina.

Pouls, de 100 à 115 pendant la première semaine ; de 130 à 140 pendant la seconde. Langue très-noire, avec beaucoup de sabure, nettoyée pendant la troisième semaine. Déjections amenées tous les deux ou trois jours par des lavements. Urine abondante ; le cathétérisme dut être employé une fois, le vingt-sixième jour. Délire constant. L'épanchement dans la plèvre gauche se fit probablement le vingt-deuxième jour. En effet, à ce moment, le malade se plaignit de point de côté, de malaise, et il y eut de l'augmentation de la température. Le malade mourut le 12 septembre 1870.

Autopsie. Crâne non ouvert. 3 onces de sérosité dans le *péricarde.*

La *plèvre* gauche contient trois pintes de sérosité. Le poumon droit présente de la congestion hypostatique avec des points indurés au centre.

Estomac sain.

Rate grosse, mais saine.

Foie hypertrophié.

Reins en forme de fer à cheval, mais sains.

Intestins. Plaques de Peyer présentant toutes les formes de l'inflammation depuis l'eschare jusqu'à l'ulcération, dont une entourait l'orifice de la valvule ileo-cæcale. Côlon sain.

L'ulcération qui occasionna l'hémorrhagie semble indiquée par un petit caillot entourant ses bords.

A cette observation était jointe une feuille de température montrant une élévation thermique soudaine au début de la pleurésie aiguë par conséquent et qui, selon Fifield, n'eut pas grande influence sur le dénouement fatal, imputable plutôt à l'étendue de l'ulcération et aux hémorrhagies répétées.

Il s'agit là d'une pleurésie développée sans lésion pulmonaire. Il y a bien de la congestion hypostatique et des *points indurés* dont on peut faire ce qu'on voudra, infarctus, sclérose pulmonaire, mais qui selon toute probabilité ne sont pas des points pneumoniques. C'est dans cette idée que nous avons rapporté cette observation.

Les deux observations qui suivent, dues au même auteur. rapportent des cas de pleurésie développée après la fièvre typhoïde, presque dans la convalescence.

Obs. VI. — En novembre 1871, un homme, âgé de 28 ans, fut soigné par moi pour une fièvre typhoïde, la plus grave que j'aie jamais vu guérir. Il serait oiseux de rapporter ici toutes mes notes, et la courbe de la température; qu'il suffise de dire qu'il avait des météorismes, de la diarrhée, des hémorrhagies intestinales, etc., etc.

Le 31 janvier 1872, il se rendit à Boston, étant si faible et si émacié qu'il mit 4 heures à faire 4 milles (environ 6 kilomètres). Au moment de partir, il présentait, dans les 2/3 inférieurs de la partie postérieure gauche de la poitrine, une diminution de sonorité à la percussion avec de la respiration bronchique faible. Il avait, en outre, une toux incessante avec expectoration considérable. Le diagnostic porté fut épanchement pleurétique et le traitement institué dans ce sens.

Le 11 février une consultation fut demandée au docteur Bowdisch qui inclina à considérer cette affection comme un cas de phthisie pulmonaire, et conseilla un séjour dans un climat plus chaud.

Le 1er mars il se rendit à New-York ayant déjà repris de la force et perdu presque complètement sa toux.

En juin, il revient à Boston tout à fait bien et pesant environ 180 livres. Je l'examinai très-attentivement alors et je constatai une respiration parfaite dans les deux poumons.

Obs. VII. — La troisième observation concerne deux garçons habitant la rue Ellworth, à Boston, l'un de 11 ans environ, l'autre de 7.

Quelque temps auparavant, leur père, habitant avec eux, avait été envoyé à l'hôpital de la Cité où il fit une fièvre typhoïde ordinaire. Les deux frères me parurent avoir une fièvre typhoïde incontestable.

Le 10 février, je les trouvai dans l'état suivant : le plus âgé était assis contre le foyer extrêmement émacié, mais avec beaucoup d'appétit et sur le chemin de la guérison. J'aurais dû mentionner que les deux malades avaient été auscultés et percutés par moi avec soin à une visite précédente, sans rien de remarquable. Le plus jeune était encore au lit plus émacié que son frère, avait de la toux, 120 pulsations, et, chose remarquable, le délire des malades qui ont eu une fièvre typhoïde grave. A la percussion, tout le côté gauche en arrière est parfaitement mat. Respiration bronchique manifeste dans toute cette étendue avec quelques râles fins à l'angle de l'omoplate gauche.

Cœur déplacé à droite du sternum.

Pas de bruit skodique au sommet du poumon gauche.

Le 12. Je ponctionnai une première fois pour le diagnostic avec le petit aspirateur de Dieulafoy ; ensuite, avec celui de Potain, je retirai environ un litre de sérosité. Depuis lors il recouvra la santé.

A la suite de ces observations nous donnons une observation empruntée à Hoffmann (1) où l'épanchement pleurétique détermina un pneumo-thorax et une vomique considérable.

(1) Hoffmann, loc. cit., p. 268.

Obs. VIII. — Rosine Müller, 30 ans, entre le 11 mai 1867, alitée depuis le 8. Accidents fébriles minimes relativement. La plus grande partie du mois de mai se passa avec des températures peu élevées.

Le 26 mai, la température monte de 39° à 40,1.

Le 2 juin, frisson considérable et prolongé. L'examen permet de constater la formation d'un petit épanchement pleurétique du côté gauche. Il s'établit une toux violente avec une forte fièvre et la faiblesse de la malade augmente.

L'épanchement augmente et atteint, le 21 juin, la hauteur de la moitié de l'omoplate.

Après une quinte de toux violente, le 22 juin, on observe une vomique très-considérable d'une sérosité assez fluide et purulente et en même temps l'épanchement diminue.

Le jour suivant, il s'était développé un pneumo-thorax très-étendu.

Collapsus le 23.

Mort le 24, à 6 heures du matin.

Autopsie 4 heures après.

Poumon droit aéré, non adhérent; à la pointe, épaississement petit, gris, partiellement atteint de dégénescence caséeuse.

Le tissu du voisinage est plus fortement pigmenté, pâteux, avec des rétractations superficielles de place en place.

Au bord inférieur du lobe supérieur, il existe une petite collection purulente à peine grande comme une noisette, dans laquelle flottent des débris pulmonaires.

Au bord antérieur, sur toute la longueur, il y a une dilatation alvéolaire assez forte, il existe un léger œdème et une congestion modérée.

Pas de liquide dans la plèvre droite.

Poumon gauche. On trouve dans la cavité inférieure du thorax une cavité irrégulière, remplie de sérosité purulente et floconneuse.

Le poumon, dans sa partie inférieure, est complètement comprimé et fixé partiellement à la paroi thoracique.

Poumon non épaissi, aéré.

Au rebord inférieur du lobe supérieur, dans un pourtour de 5 à 6 centimètres carrés et détruite assez profondément est une cavité circonscrite par des parois déchiquetées et irrégulières, Cette cavité communique avec une grosse bronche passablement comprimée. Les parois de la cavité du pneumothorax sont recouvertes d'un enduit mucoso-purulent.

Ventre. Peu de gaz, ventre peu distendu. La partie inférieure de l'iléon est un peu plus injectée. La muqueuse est légèrement rosée. Les plaques de Peyer sont très-légèrement gonflées, faisant quelque peu saillie au-dessus de la muqueuse. Elles ne sont absolument pas pigmentées nulle part. Sur une de ces plaques, dans le voisinage de la valvule, il y a un petit ulcère de 1 centimètre de diamètre avec des bords ulcérés et un fond détergé. A cet endroit, la muqueuse est un peu plus rouge.

Dans le cæcum se trouve un ulcère rond du diamètre d'un pois, atteignant jusqu'à la tunique musculaire avec un voisinage injecté. Les glandes mésentériques sont augmentées de volume et rouges.

Estomac et *duodénum* sans changements.

Rate un peu agrandie, parenchyme tendre d'un bleu rouge avec saillie des lobes un peu plus considérable que d'habitude.

Foie gras.

CHAPITRE IV.

HÉMOPTYSIE.

Nous avons plus haut parlé longuement des congestions pulmonaires dans la fièvre typhoïde et énuméré leurs différentes modalités. Nous avons vu que les phénomènes fluxionnaires n'étaient pas les seuls et que très-fréquemment, au décours de l'affection, la congestion, devenue passive par suite de l'adynamie générale et de l'affaiblissement de l'action du cœur, se fixait en un point du poumon, généralement la base, et donnait lieu aux splénisations hypostatiques et aux œdèmes qui favorisent l'inflammation du poumon sous toutes les formes. La congestion peut, avons-nous dit, aller jusqu'à l'infiltration sanguine, à l'apoplexie pulmonaire. Nous allons étudier ces phénomènes ; mais auparavant disons quelques mots d'un symptôme qui parfois est observé, l'hémoptysie.

Cette hémoptysie doit être attribuée le plus souvent à l'apoplexie pulmonaire. Le sang est mélangé aux crachats qui sont visqueux; il est noir et n'est pas expectoré en grande quantité; il a, en un mot, le caractère du sang rendu dans le cours des maladies de cœur. Aussi n'aurions-nous pas détaché l'hémoptysie de l'ensemble des phénomènes observés dans l'apoplexie pulmonaire, si l'on ne pouvait supposer que quelques-uns des faits observés n'appartiennent à des phénomènes de congestion fluxionnaire.

Ces faits sont presque tous observés dans les cas où l'on a traité les malades par les bains froids, et la raison en est extrêmement simple. Le froid, en effet, appliqué à la périphérie, a pour effet de rétrécir les vaisseaux cutanés, de diminuer par conséquent la masse du sang qui circule dans le tégument externe ; mais, par contre, cette ischémie périphérique détermine la dilatation des vaisseaux profonds et, par conséquent, des congestions viscérales, congestion pulmonaire, rénale, etc. Schüller a constaté directement ces faits sur les vaisseaux de la pie-mère et remarqué qu'ils se dilataient bien plus quand on mettait l'animal dans un bain froid que quand on se bornait à lui appliquer sur le ventre une compresse glacée (1).

Le caractère de ces hémorrhagies est d'être plus abondantes, plus liquides que les hémoptysies ordinaires d'apoplexie pulmonaire. Du reste, elles sont généralement précédées de symptômes de congestion intense du poumon, ce qui serait une contre-indication de la méthode, si des phénomènes d'ordre plus important ne venaient l'imposer, comme dans le cas suivant, dû à M. Féréol, et communiqué par lui à la Société médicale des hôpitaux dans la séance du 10 novembre 1876 (1).

Obs. IX. — Ce malade, qui fut traité du 16 au 26 août 1876 à la maison de santé, avait une fièvre typhoïde des plus graves ; aspect

(1) V. Labadie-Lagrave, Du froid en thérapeutique, th. d'ag., 1878.
(2) V. Union méd., 1876, t. II, p. 849.

cyanique dès le début : forme thoracique prononcée ; dyspnée ; congestion pulmonaire énorme ; hyperthermie. Je le mis à l'usage de bains froids ; et, les premiers jours, il en éprouva un soulagement manifeste ; la cyanose disparut : la dyspnée et l'agitation diminuèrent ; je me sentais déjà quelque espoir ; mais la température ne se modifiait que très-passagèrement ; elle baissait bien d'un degré et demi à chaque bain ; mais ce qui est d'un mauvais pronostic, moins d'une heure après elle était remontée à son point de départ. Il eût fallu (chose impraticable) multiplier les bains et les donner toutes les heures. Le dixième jour, le malade fut pris d'hémoptysie abondante, et mourut le treizième jour ; il avait eu des bains froids pendant sept jours.

« Certes, ajoute M. Féréol, il est fort possible que le bain froid ait déterminé l'hémorrhagie pulmonaire ; mais on sait la gravité toute spéciale de ces fièvres qui présentent une allure asphyxique dès le début. A l'entrée du malade, j'avais porté le pronostic le plus grave et il me semblait que sans les bains froids la mort était inévitable. La médication a peut-être déterminé le mode de la mort qui eût lieu par collapsus du poumon et axphysie progressive, au lieu de se présenter sous cette forme hémorrhagique, mais à laquelle le malade était voué fatalement. »

A côté des faits où la cause déterminante de l'hémorrhagie est très-certainement imputable à la médication s'en trouvent d'autres où le doute est permis. Tel est le suivant, dû aussi à M. Féréol (1) :

Obs. X. — Le malade était un homme extrêmement nerveux non alcoolique, mais fils d'une mère hystérique à grandes attaques : il était entré avec une température de 40° au sixième jour de sa maladie et un délire systématisé, avec agitation extrême : je commençai, comme je le fais presque toujours, par un purgatif, des lotions froides, lavement froid matin et soir ; la température baisse à 38,4 ; le jour, à 92, mais, loin de diminuer, le délire et l'agitation augmentèrent de telle sorte qu'il fallut mettre auprès du malade

(1) V. Union méd., 1876, t. II, p. 847.

deux personnes pour le garder ; j'eus alors recours aux bains froids, et après six bains donnés en douze heures, le délire et l'agitation cessèrent complètement; le malade paraissait en très-bonne voie bien qu'il eût une forte congestion pulmonaire, combattu, matin et soir par des applications de ventouses sèches; je cessai alors les bains froids pour revenir aux lotions simples. Il y avait quatre jours que les bains froids étaient suspendus quand le malade se mit à cracher du sang pur, analogue à celui de l'hémoptysie cardiaque; il avait, il a encore un point de côté assez vif; du souffle tubaire et des râles sous-crépitants à retentissement exagéré, avec matité à la base; le pouls était monté à 108, la température à 40°,2; voici six jours que cette congestion hémoptoique à forme pseudo-pneumonique dure, sans que l'état général s'aggrave. Qu'en arrivera-t-il? Je l'ignore, bien que j'espère beaucoup une solution favorable.

M. Féréol ne croit pas que, dans ce cas, on doive attribuer l'hémoptysie aux bains, qu'on avait cessés depuis quatre jours quand elle eut lieu.

Il est à remarquer que les bains ont peut-être été trop incriminés. Si, sur 5 malades atteints d'hémoptysies observées au début par MM. Féréol et Reynaud, 4 avaient pris des bains, ce qui permit à M. Moutard-Martin d'attaquer cette méthode thérapeutique, il n'en est pas moins vrai qu'on peut rassembler beaucoup de faits où le traitement fut tout autre, et cependant des hémoptysies se produisirent.

Depuis la discussion à laquelle nous avons fait de si larges emprunts, MM. Labbé et Raynaud ont observé deux cas de fièvre typhoïde traités par les moyens ordinaires et qui présentèrent des hémoptysies.

Libermann cite l'observation suivante (1) :

(1) V. Union méd., 1877, t. II, p. 572.

Obs. XI. — Vannius (Armand), brigadier au 19e escadron du train, entré à l'hôpital du Gros-Caillou le 14 janvier 1877.

Traitement ordinaire. *Pas de bains.*

Le 24. Hémoptysie très-considérable qui se répète trois fois de suite. A l'auscultation on ne trouve que les signes de congestion de sommet droit.

Meurt le 30 janvier. A l'autopsie. *Sommets absolument sains.*

Dans les deux observations qui suivent, les bains froids ne furent pas employés non plus, et cependant il se produisit des hémoptysies. Toutes deux sont empruntées à la thèse de Cazalis (1).

La première est la relation d'une dothiénentérie régulière, mais avec une tendance très-marquée aux congestions de toute espèce. Éruption de taches rosées très-abondantes. Sueurs, diarrhée, etc. Les phénomènes congestifs se sont aussi portés sur le poumon et ont déterminé une hémoptysie, type de l'expectoration de l'apoplexie pulmonaire. L'évolution de la maladie n'en fut nullement entravée.

La seconde observation, communiquée à M. Cazalis par le Dr Rendu, est celle d'un malade qui présenta une des complications fréquentes de l'apoplexie pulmonaire, une broncho-pneumonie, autour du foyer d'infiltration sanguine, qui sembla devenir envahissante et grave, puis céda tout à coup, et aucun autre accident n'entrava la convalescence.

Obs. XII.—A... (François), 18 ans, garçon d'hôtel, de la Savoie, entre le 27 août 1873, salle Sainte-Jeanne n° 66, Hôtel-Dieu, service de M. Moissenet.

Cet homme n'a jamais été malade, soit dans son pays, soit à

(1) Cazalis, loc. cit., obs. IV, p. 19.

Paris, qu'il habite depuis deux ans; le 15 octobre il fut pris de frissons légers qui se renouvelèrent les jours suivants, surtout le soir; en même temps survinrent de la céphalalgie, des bourdonnements d'oreille, des étourdissements surtout la nuit; courbature et douleurs lombaires, diarrhée abondante et tout à fait liquide; hier soir des sueurs ont paru pour la première fois; il n'y a pas eu d'épistaxis.

État actuel. Le 23. C'est un homme de taille ordinaire, bien musclé; la face ne semble nullement altérée; du reste il n'y a plus de céphalalgie; la langue est sèche, rouge au milieu et couverte d'un enduit blanchâtre sur les bords; ventre un peu ballonné, douloureux à la pression, surtout à droite; gargouillement; sur l'abdomen on trouve des taches bleues ou ardoisées très-abondantes et presque confluentes; elles s'étendent aussi sur la base de la poitrine. On observe aussi quelques taches rosées lenticulaires; trois selles très-abondantes depuis hier. On ne trouve rien d'anormal dans les poumons, ni au cœur; pouls à 120, T. 40,2. Ipéca 2 grammes, bouillon, potage, bordeaux.

Soir. Un peu de fatigue; pouls à 115, T. 40,2.

Le 24. Subdélirium cette nuit; le malade a quitté son lit, a voulu se promener. Ce matin, étourdissement; langue un peu humide, sale; trois selles abondantes, ballonnement du ventre; râles ronflants et sibilants avec quelques bulles disséminées. Soubresaut des tendons du poignet. Pouls à 108. T. 40,2. Vin de quinquina 60 grammes.

Le soir. Pouls à 116. T. 39,9.

Le 25. Insomnie, rêvasserie; la face est toujours calme; il y a eu de la sueur ce matin; le ventre est toujours douloureux, couvert da taches bleues; diarrhée abondante; mêmes râles; carphologie. Les urines sont extrêmement foncées et chargées de sels sans albumine.

Pouls à 112. T. 40°. Le soir. Pouls à 108. T, 40,3.

Le 26. Les yeux sont excavés; le malade n'a pas dormi; cephalalgie, bourdonnements d'oreille; coliques assez fortes, diarrhée abondante, soif très-accusée; il y a eu cette nuit beaucoup de sueurs et de dyspnée; on ne trouve dans la poitrine que des râles sonores; mais il y a aussi de l'angine. Pouls à 108. T. 40°.

Le soir dyspnée assez intense sans que l'état de la poitrine puisse l'expliquer, douleurs vives dans la gorge et gonflement des amygdales. Pouls à 108. T. 40°.

Le 27. Rêvasseries; la céphalalgie a disparu ; toujours de la carphologie; les taches bleues pâlissent et disparaissent, mais les taches rosées deviennent nombreuses; le ventre est très-sensible. La respiration est gênée, il a des râles sous-crépitants à la base gauche; pas de sueurs; pouls à 112. T. 40. Ventouses 20. Le soir, accès de dyspnée; pouls à 106. T. 40,1.

Le 28. La face prend une expression de fatigue; fuliginosité des lèvres; les taches bleues ont disparu ; l'angine rend la déglutition très-pénible; râles sous-crépitants à gauche et muqueux à droite. 10 ventouses. Pouls à 108. T. 39,3.

Le 29. Un peu de délire cette nuit. Sueurs abondantes. Ce matin, carphologie; hémoptysie de sang noir intimement mêlé aux crachats; il est impossible que ce sang vienne du nez ou du pharynx. Le ventre et la poitrine sont couverts d'une éruption très-abondante de taches rosées. Il y a de la matité aux deux bases en arrière, des râles sous-crépitants dans toute la hauteur du poumon gauche et dans les deux tiers inférieurs du poumon droit. Sueurs. Ipéca, 1 gr. 50. Ventouses. Le pouls est à 96. T. 39,2.

Le soir, pouls 104. T. 39,1.

Le 30. Sommeil léger, l'angine a disparu; les râles bullaires ont disparu à droite, sont moins nombreux à gauche; il y a encore des crachats sanglants; la diarrhée se modère. Pouls à 96. T. 38,8. Vin de quinquina 120 grammes.

Le soir, pouls à 96. T. 38,9.

Le 31. Sueurs cette nuit et ce matin; la langue est humide; le ventre ballonné est moins douloureux; l'éruption semble s'éteindre. Les râles bullaires sont localisés à la base gauche; le sang n'est plus mêlé aux crachats, il est noir en grumeaux séparés et semble venir de l'arrière-gorge. Pouls 96. T. 38,6. Le soir, pouls 92. T. 38,8.

1er novembre. Sueurs assez abondantes; même état; pouls à 84. T. 38,3. Soir : pouls à 96. T. 39,6.

Le 2. Sommeil, sueurs légères; les taches disparaissent, mais la diarrhée persiste; il n'y a plus que quelques râles sibilants, les crachats ne sont plus sanglants; pouls à 92. T. 38,3. Soir, pouls à 92. T. 39,3.

Le 3. Sueurs; même état. Pouls à 96. T. 38. Soir: pouls à 108. T. 39,2.

Le 4. Sueurs; le ventre s'affaisse; pouls à 84. T. 37,5. Soir : pouls à 90. T. 37,6.

Le 5. Sueurs abondantes, appétit; diarrhée persistante; pouls à 84. T. 36,8. Soir : pouls à 84. T. 37,4.

Le 6. Amaigrissement rapide, appétit, langue belle; les râles ont disparu. La diarrhée persiste encore quelque temps; mais le 7 l'appétit est tellement fort qu'on alimente le malade dont la convalescence est régulière. Part pour Vincennes le 15 novembre.

Obs. XIII. — Humbert (Jean), 20 ans, de la Hesse, entré le 18 août 1873, salle Saint-Léon, n° 17; sort le 15 septembre.

Cet homme est malade depuis une quinzaine; fatigue et courbature puis épistaxis, diarrhée, mal de ventre, fièvre le soir. La figure est assez vultueuse, l'air absorbé; il se plaint surtout du mal de tête et de diarrhée, il tousse depuis quinze jours. Le pouls est fréquent et rapide à 115; la langue est sèche et rouge à la pointe, le ventre un peu ballonné, quoique assez souple. On constate l'absence presque complète de taches rosées sur l'abdomen, mais il en existe dans la région rénale. Il existe un degré notable de congestion pulmonaire.

Limonade vineuse, potion avec 4 gr. d'extrait mou de quinquina, cataplasmes.

Mêmes symptômes les jours suivants; ballonnement du ventre plutôt augmenté, quelques taches rosées disséminées surtout dans le dos, peu apparentes sur le ventre. Congestion pulmonaire assez forte mais sans souffle (ventouses sèches). Le pouls se maintient à 110 pulsations et même tombe à 90 au bout de quelques jours; la peau est moite, la langue sale mais humide.

Le 24. On trouve quelques crachats visqueux et sanglants d'exsudat pneumonique; l'auscultation fait entendre en un point circonscrit de la fosse sus-épineuse droite une expiration soufflante. Du reste aucune aggravation de l'état général; ventouses sèches.

Le 25. Crachats sanglants, visqueux, plus abondants, état général passable; pas de diarrhée; 100 pulsations. La percussion attentive révèle de la matité à la base gauche; à ce niveau, pas de murmures vésiculaires, quelques râles, pas de souffle. Vésicatoire.

(1) V. Cazalis, loc. cit. obs. XXIII, p. 92.

Le 26. Crachats ecchymotiques très-abondants. Mêmes signes stéthoscopiques. Pot. ext. de quinquina, kermès, 0,20.

Le 27. Dyspnée, sueurs profuses, pouls rapide et ondulant. On entend, vers la moitié inférieure du poumon gauche, un souffle assez profond et étendu ; au-dessous, murmure vésiculaire faible et presque nul. Les crachats passent par toutes les teintes de l'ecchymose, il ne se fait pas de nouvelle hémorrhagie, mais il paraît y avoir de la pneumonie autour du foyer apoplectique. On supprime le kermès, on donne 60 grammes d'alcool rectifié, ventouses sèches.

Le 28. Mêmes signes stéthoscopiques ; état grave, pneumonie envahissante, sueurs. Phosphate de chaux contre les sueurs. Vésicatoire.

Le 29. Amélioration subite, bien que les signes soient les mêmes, dyspnée moindre, température plus basse, langue humide, œil plus éveillé, ballonnement du ventre moindre. Soir : pour la première fois il n'y a pas redoublement de fièvre.

Le 30. Le mieux continue ; le malade répond beaucoup mieux aux questions, il n'est plus oppressé ; pouls mou, dépressible à 90. Le souffle diminue d'intensité, il n'y a presque plus de crachats ecchymotiques. Le pronostic est évidemment beaucoup meilleur.

2 septembre. L'état du malade est meilleur, il s'est levé un peu dans la journée dans le fauteuil, mais la respiration est encore soufflante, et il crache encore quelques crachats ecchymotiques.

Le 10. Le malade se lève, marche, mange bien, digère bien.

Exeat à Vincennes, le 15 septembre.

Quelle est la valeur de l'hémoptysie relativement au pronostic. Si l'on en juge par les observations qui précèdent, il semblerait, et c'est l'opinion de MM. Raynaud et Cazalis, qu'elle n'est pas d'une gravité exceptionnelle. Cependant elle doit toujours éveiller l'attention sérieuse du médecin, car elle est l'indice d'un état anatomique du poumon et d'une tendance aux poussées congestives, qu'il faut combattre énergiquement.

CHAPITRE V.

PNEUMOTHORAX.

Parmi les causes de pneumothorax, Carswell signale les foyers hémorrhagiques. C'est à une cause de cette nature, mais infiniment atténuée comme lésion anatomique, que l'on peut attribuer le pneumothorax dans le cours d'une fièvre typhoïde dont nous rapportons l'observation, que nous devons à l'obligeance de notre excellent collègue H. Martin. Il s'agit d'un enfant de 11 ans, et l'on sait que, chez les enfants, la forme thoracique de la dothiénentérie est plus fréquente et plus accusée que chez l'adulte (1), et, au milieu des phénomènes de dyspnée habituels à cette forme, se manifestèrent tout à coup les symptômes d'un pneumothorax. On s'attendait à l'autopsie à trouver quelques tubercules dans le poumon ; il n'en était rien : de la congestion simple et par plaques de l'extravasation sanguine dans les alvéoles; pas davantage. Le microscope ne révèle aucune autre lésion. A quelle cause devons-nous donc attribuer cet accident imprévu? La congestion sanguine a-t-elle altéré les parois des alvéoles, qui se sont rompues sous un

(1) V. Progrès médical de 1876, p. 816. La fièvre typhoïde à l'hôpital des Enfants-Malades, par Decaudin. D'Espine et Picot, Manuel pratique des maladies de l'enfance, p. 64.

effort de toux? S'est-il produit, sous l'influence de l'état catarrhal, une vésicule d'emphysème qui a crevé, vésicule unique, car l'observation n'en signale point. On n'a aucune raison de croire à une gangrène superficielle du poumon. La communication entre le poumon et la plèvre avait l'aspect d'une déchirure ; il est donc probable que le tissu pulmonaire, plus friable qu'il n'est d'ordinaire, s'est rompu sous l'influence d'une cause quelconque. Mais laquelle? Nous laissons à de plus compétents que nous le soin de le décider.

Obs. XIV.—T...(Emile), âgé de 11 ans, entre le 6 septembre 1877 à la salle Saint-Jean, lit nº 17.

Cet enfant a toujours joui d'une bonne santé, ne toussant pas habituellement. Malade depuis 8 jours, il a été pris de mal de tête, fièvre, inappétence, douleurs abdominales, diarrhée; une épistaxis. Il est couché depuis 5 à 6 jours.

Etat à l'entrée. Faciès typhique, pâle, ventre très-ballonné, pas de taches; gargouillement, diarrhée. Respiration un peu accélérée, peau sèche et très-chaude ; dans la poitrine, râles nombreux, humides; le diagnostic posé est : fièvre typhoïde avec prédominance des accidents thoraciques. T. très-élevée au-dessus de 40°.

7 septembre. Même état, la dyspnée est extrême; la poitrine est pleine de râles fins (teinture d'iode, nombreuses ventouses sèches tous les jours), face absolument congestionnée. Ventre très-ballonné, peu douloureux, gazouillement, diarrhée très-modérée, langue sèche, pas de taches.

Le 9. Même état, délire pendant la nuit, mêmes râles, même oppression (ventouses sèches). Peu de selles dans la journée (15 gouttes de teinture de digitale, 50 centigr. de musc à cause du délire et de la température élevée). Même cyanose et bouffissure de la face, léger nuage d'albumine dans les urines.

Le 10. 30 grammes de sulfate de magnésie amenant plusieurs selles. Digitale et musc. La T. n'en est pas médiocrement influent cée. Mêmes râles des deux côtés (ventouses sèches), langue sèche; boit beaucoup.

Le 11 et le 12. Rien de nouveau. Le malade est plus abattu, Insomnie toute la nuit avec délire calme; loquacité; toujours la même oppression; toujours pas de taches; météorisme; diarrhée très modérée.

Le 13. On supprime la digitale qui est remplacée par 75 centigr. de quinine en 3 paquets à prendre à 10 heures, 2 h. et 5 h. Ventouses sèches.

Le 14. Le pouls n'est pas beaucoup plus influencé par la quinine que par la digitale. Pouls de 90 à 100 comme antérieurement. Même état de la poitrine (50 centigr. de quinine). Pas de souffles dans le cœur, sauf un léger à la base, ce qui permet d'éliminer l'endocardite ulcéreuse.

Le 15. On supprime la quinine. En présence de ces râles si nombreux dans la poitrine, de la diarrhée modérée, d'absence de taches; M. Labric, qui revient de vacances, pense plutôt à une granulie.

Le malade prend toujours du musc et 4 grammes d'extrait de quinquina qu'on réduit à 2 grammes ce jour là.

Le 16. Rien.

Le 17. Même état, 50 centigr. de quinine. Même état de la poitrine.

Le 18. Dans la journée, même état; rien de nouveau, mais danz la nuit *et sans que le malade accuse une douleur plus vive*, il est pris d'une dyspnée plus considérable, et telle qu'il est mourant; l'interne de garde appelé constate du souffle dans la poitrine et prescrit des ventouses sèches et une potion de Tood.

Le 19, matin. Mourant, face cyanosée, dyspnée extrême, perte presque complète de la connaissance. Nous constatons un *pneumothorax* du côté droit : souffle amphorique, sonorité à la percussion, bruit d'airain douteux ou du moins peu net. En présence de cette complication le diagnostic granulie semble bien fondé.

Meurt le soir à 6 heures.

Autopsie. Poumons. Le poumon gauche est énormément congestionné, de couleur noirâtre. Sang spumeux quand on presse une coupe; le poumon surnage; pas de pleurésie; pas de tubercules appréciables à l'œil nu.

Le poumon droit est enlevé avec les plus grandes précautions;

il est réduit au volume du poing. Placé dans l'eau et insufflé par la bronche, il présente une petite ouverture linéaire ayant environ 0,0015 d'étendue. Elle est située à la face externe du lobe supérieur. Une incision faite à ce niveau ne nous montre qu'un tissu pulmonaire absolument sain, la congestion ayant disparu par rétraction. Tout l'organe est de même parfaitement sain, sans traces de tubercules, de couleur rouge brique tendre.

L'intestin est ballonné. Ouvert dans toute sa longueur et lavé, les plaques de Peyer, surtout celles de la fin de l'intestin grêle, apparaissent un peu saillantes et gaufrées. De loin en loin un follicule clos et ulcéré à bords saillants et tomenteux. On en trouve ainsi 4 ou 5 au niveau d'une plaque de Peyer, près de la valvule ileo-cæcale.

La *rate* est volumineuse, ramollie et se réduisant en bouillie à la coupe.

Les *reins* sont très-congestionnés, mais ne paraissent pas altérés.

Du reste pas trace de tubercules dans les autres organes.

Les poumons ont été examinés au microscope : on n'y trouve pas de congestion, même au niveau de l'ouverture, par place de l'extravasation sanguine dans les alvéoles ; rien de plus.

Du reste, les lésions intestinales qui ne sont souvent pas plus accentuées chez les enfants, même dans les cas les plus graves, suffisent pour porter le diagnostic de la fièvre typhoïde.

CHAPITRE VI.

INFARCTUS PULMONAIRES.

Arrivons maintenant à l'étude plus complète des lésions permanentes congestives, c'est-à-dire des infarctus pulmonaires, de leurs modifications et de leurs conséquences (1).

L'infarctus hémorrhagique se rencontre ordinairement dans un seul poumon ; il est en général peu nombreux et siége plutôt à la partie postérieure; il apparaît souvent à travers la plèvre, et la pression exercée sur le poumon avec les doigts fait percevoir des noyaux indurés; d'autres fois il siége à la fois à la surface et dans l'intérieur. Le plus fréquemment le volume de ces infarctus égale celui d'une noisette, pour dépasser rarement celui d'un œuf de pigeon. Ils sont quelquefois plus petits et plus nombreux; mais, dans ces cas-là, la disposition piriforme originelle de l'infarctus n'est plus reconnaissable. Nous y reviendrons plus loin. Ils sont d'une couleur rouge bleuâtre foncé, présentant, quand ils sont frais, une coupe humide et à peine granuleuse.

Le pourtour s'en distingue quelquefois nettement; mais cette séparation nette et tranchée de l'infarctus,

(1) Hoffmann, loc. cit., p. 270. Duguet, De l'apoplexie pulmonaire, th. d'agrég. 1872.

que Laënnec avait décrite, est exceptionnelle dans la fièvre typhoïde. Ordinairement le foyer hémorrhagique est difficile à reconnaître au milieu du lobe fortement congestionné où il siége. Dans ces cas-là, il faut malaxer le poumon sous l'eau, le tissu simplement engoué perd sa coloration foncée et redevient flasque; le noyau apoplectique apparaît alors nettement.

A quelle cause pouvons-nous attribuer la production des infarctus? M. Duguet, dans sa remarquable thèse d'agrégation, démontre que l'apoplexie pulmonaire n'est point un fait primitif, mais qu'elle est secondaire et que la coagulation artérielle du département vasculaire n'est point la conséquence, mais bien la cause de l'infiltration hémorrhagique. Cette infiltration peut provenir de deux causes : elle est amenée par thrombose ou par embolie.

La thrombose est une cause possible : les altérations du cœur et celles du sang peuvent expliquer la formation d'un caillot dans le département de l'artère pulmonaire ou même dans le tronc principal; mais cette étiologie est évidemment exceptionnelle, et les coagulations sanguines observées doivent être pour la plupart attribuées à des embolies.

La démonstration du fait est facile et péremptoire. Pour démontrer qu'un infractus a pour origine une embolie, il faut :

1° Qu'il coïncide avec une source d'embolies;

2° Que le caillot rencontré dans l'artère soit parti

de cette source pour être transporté dans le poumon (1).

C'est dans le cœur dégénéré que se trouve la source habituelle des embolies, sous la forme d'un caillot fibrineux plus ou moins désagrégé occupant l'oreillette ou le ventricule droit et envoyant avec l'ondée sanguine quelques particules solides dans les ramifications de l'artère pulmonaire. L'observation 101 de la statistique de Hoffmann (2) en est un exemple.

Obs. XV. — Agathe Jaggi avait dans l'oreillette droite des caillots anciens, décolorés, tournés vers le ventricule et désagrégés, tandis que les ramifications du poumon qui menaient aux infarctus étaient fermées par des caillots petits, anciens et fortement adhérents.

En voici une autre (3), également tirée de Hoffmann, (obs. 154 de la statistique.)

Obs. XVI. — Frédéric Bossler avait un infarctus pulmonaire plus récent que dans l'observation précédente. On trouvait les vaisseaux qui conduisaient à l'infarctus remplis de caillots composés alternativement de couches foncées et de couches claires, et les couches claires, quant à l'apparence et à la consistance, rappelaient exactement les caillots qui remplissaient l'oreillette droite.

Dans cette dernière observation nous trouvons très-nettement la relation entre la lésion cardiaque et la lésion pulmonaire. On trouvera plus loin, à propos de la gangrène pulmonaire, une observation semblable (obs. XXIII).

Il faut toutefois ajouter, comme cause des hémor-

(1) V. Duguet, loc. cit., p. 35.
(2) Hoffmann, loc. cit., p. 21 et 101.
(3) Hoffmann, loc. cit., p. 25 et 257.

rhagies pulmonaires dans la fièvre typhoïde, l'influence exercée par cette maladie générale, action probablement nerveuse et liée à une altération du sang, analogue à celle qu'on observe dans certains empoisonnements (1) et certains traumatismes (2).

Nous ne voulons pas insister longuement sur la marche des infarctus pulmonaires qui ne présente rien de spécial dans la fièvre typhoïde.

Si on observe l'infarctus au bout de quelques jours, la surface de section à peine granuleuse que nous avons signalée, le devient davantage en même temps qu'elle se montre plus pâle et plus sèche. Ce dernier caractère est un de ceux qui permettent de différencier l'infarctus d'un petit foyer de pneumonie lobulaire. La couleur du tissu hépatisé est moins uniforme, plus granitée ; elle est plus humide à la coupe, et sa densité est moins grande.

Le foyer peut s'éliminer par un mécanisme analogue à celui de la résolution pneumonique, ou bien il peut se faire dans le voisinage de petites inflammations insignifiantes ; il se développe du tissu conjonctif, et de cette façon se fait une véritable cicatrice pulmonaire.

Dans d'autres cas, autour du foyer se produisent des inflammations vraies, des broncho-pneumonies secondaires dont nous avons donné un exemple à l'observation XIII.

(1) V. Magnan. Etude expérimentale et clinique sur l'alcoolisme, Paris, 1871. Mais dans l'alcoolisme il y a une action directe de l'alcool sur le parenchyme pulmonaire.

(2) V. Verneuil, Gaz. hebd., 1869.

Si le foyer est situé près de la plèvre, il est de règle que cette séreuse soit enflammée, tout au moins au point correspondant à l'infarctus, et on observe des pleurésies le plus souvent partielles.

L'existence des infarctus peut occasionner des embolies secondaires (1) et des inflammations ultérieures.

Le foyer arrive à la purulence et tombe en détritus. C'est surtout dans ces cas-là qu'on observe l'inflammation pleurale.

Quelquefois ces abcès sont non pas uniques ou peu nombreux, mais abondamment répandus dans le parenchyme pulmonaire, et tiennent le milieu entre les abcès du poumon et les gangrènes localisées. En effet, ils dérivent de petites embolies capillaires nées d'un point quelconque de l'économie, généralement purulent ou gangréneux, arrivent au poumon, déterminent un petit infarctus qui, par le fait de l'origine septique de l'embolus, devient lui-même épine inflammatoire et détermine autour de lui de la pneumonie lobulaire arrivant rapidement à la purulence. C'est ce qu'avait déjà observé Chomel (2), qui, sans expliquer le fait, comme les recherches modernes nous permettent de le faire, a néanmoins pu dire :

« ..... La phlegmasie dont nous parlons peut être bornée à un point très-peu étendu du poumon, et alors elle constitue la pneumonie lobulaire. *On l'observe surtout chez des sujets qui ont de larges suppura-*

(1) V. Hoffmann, loc. cit., p. 270.

(2) V. Chomel. Leçons de clinique médicale recueillies par Genest, Fièvre typhoïde, p. 444.

tions au sacrum ou sur d'autres points du corps; aussi bien que sous cette forme, elle occupe en général moins d'étendue; cependant elle a plus de gravité, toutes choses égales d'ailleurs. »

Nous donnons deux observations de ces abcès multiples du poumon. Le premier est dû à Hoffmann; l'autre est tiré du livre de M. Bouchut sur les maladies des enfants. Cet observateur a trouvé quatre fois la fièvre typhoïde terminée par résorption purulente et formation d'abcès métastatiques dans le poumon (2).

Dans les deux observations que nous citons, l'origine des embolies était une eschare du sacrum.

Obs. XVII. — C. Baumann, tailleur, 22 ans, de Baden, tombe malade avec des symptômes typhoïdes, le 20 décembre 1866, et entre à l'hôpital le 26. Il est bien bâti et vigoureux, le visage fortement injecté, la peau rouge et sèche, la langue sèche couverte d'un épais enduit blanc. P. dicrote. T. le soir, 40,1.

Le jour de son entrée et la nuit suivante, selles diarrhéiques nombreuses. La nuit délire.

Le 29. Forte épistaxis. Douleur dans la région inférieure de l'abdomen. La vessie est distendue; on en tire, avec la sonde, un demi litre d'urine fortement colorée, mais limpide.

Le patient prend trois bains froid par jour. Il devient plus tranquille. La fréquence du pouls diminue un peu.

Le 5 janvier. On trouve de la matité à l'angle inférieur de l'omoplate gauche. P. 104. T. du soir, 39,4. Selles diarrhéiques abondantes. Le délire reparait dans la nuit et augmente les jours suivants en même temps que la matité du côté gauche.

Le 13 janvier. Le malade est pris, au bain, d'un violent frisson; la température s'élève et atteint, le 14 au matin, 40,2. Délire de plus en plus violent.

(1) Hoffmann, loc. cit., p. 271.

(2) V. Bouchut, Traité pratique des maladies des nouveau-nés, etc., p. 1016.

Mort le 15 à 3 h. après-midi.

Autopsie, 20 heures après.

Corps assez amaigri, peau jaunâtre, conjonctives jaunes. Rigidité cadavérique marquée, dos entièrement bleu, muscles de la paroi abdominale d'un gris rouge avec éclat cireux. Tissu cellulo-adipeux sous-cutané en atrophie commençante. Eschare large, à bords décollés sur le sacrum qui est à nu sur une assez grande étendue.

Cavité crânienne. Crâne d'épaisseur moyenne se séparant facilement de la dure-mère. Caillot fibrineux dans le sillon longitudinal supérieur. A l'incision des méninges il s'échappe une assez grande quantité de sérosité. Les veines superficielles du cerveau sont gonflées de sang; la substance cérébrale est imbibée; les ventricules latéraux sont dilatés.

Organes du cou et du thorax. Langue recouverte d'un fort enduit muqueux d'un gris foncé. Muqueuse du pharynx, de l'œsophage et du larynx très-fortement injectée, sans enduit; la muqueuse de la trachée est un peu moins rouge.

Les poumons sont en quelques points lâchement unis à la paroi thoracique. Nulle part d'adhérence solide.

A la surface des deux poumons se trouvent un très-grand nombre de noyaux jaunâtres, gangréneux et purulents, variant de la grosseur d'un grain de chènevis à celui d'une noisette et entourés d'une auréole d'un rouge sombre. Ces noyaux s'enfoncent profondément dans le parenchyme pulmonaire, en présentant l'aspect de quilles, et sont encore assez consistants par place. A plusieurs endroits des espaces plus considérables présentent aussi l'aspect de quilles plus volumineuses et d'un gris rouge.

Dans le reste, le tissu des deux poumons est insufflable. Le volume de l'air contenu est un peu diminué par un œdème d'un brun jaunâtre facile à exprimer.

Congestion très-notable au niveau du bord postérieur des deux poumons.

Dans le péricarde, un peu d'augmentation de sérosité.

Cœur contracté, vide de sang, les valvules intactes, le muscle d'un rouge gris clair un peu ramolli.

Cavité abdominale. Intestins médiocrement distendus. Les ganglions mésentériques sont gonflés. L'intestin contient des masses fécales assez volumineuses. Les plaques de Peyer sont gonflées et pigmentées avec quelques ulcérations superficielles. Les follicules isolés présentent quelques ulcérations.

Dans le cæcum, quelques ulcérations pigmentées.

Estomac pâle, un peu ecchymotique au niveau de la grosse tubérosité.

Foie volumineux, mou, les lobules ne peuvent être distingués. Pas de bile dans le vésicule.

Rate augmentée de la moitié, ramollie.

Pancréas solide et dur.

Reins congestionnés.

Obs. XVIII. — Julie Bombet, 14 ans. — 16 janvier 1867. — Cette enfant est souffrante depuis 15 mois, et se plaint surtout des articulations. Au retour d'une fête à l'occasion du nouvel an, elle est prise de lassitude, se met au lit; depuis ce moment elle a eu une épistaxis, des douleurs épigastriques très-vives, de la diarrhée jaune, une grande prostration, puis du délire, des cris la nuit dernière; elle est devenue sourde depuis peu.

Cette enfant est maigre, assez grande, offre quelques signes de puberté, mais on ne sait pas si elle est réglée; décubitus dorsal avec résolution complète des membres; le visage exprime la stupeur; les narines sont pulvérulentes, les lèvres sèches, fuligineuses; l'enfant ne peut rendre compte de ce qu'elle éprouve; elle paraît un peu sourde et se plaint continuellement; langue sèche, brune, soif fréquente, pas de vomissements, ni de garde-robes; le ventre est tendu, douloureux, surtout dans la fosse iliaque droite, couvert de quelques taches rosées lenticulaires.

L'enfant tousse un peu, la résistance de la poitrine est bonne et l'on y entend du râle sibilant partout; pas de sommeil; plaintes continuelles, sans délire. Peau chaude, sèche; pouls 140 (cataplasmes. Ipéca 1 gr.; citrate de magnésie 8 gr.). Le soir, pouls 132.

Le 18. Pas de vomissements ni de garde-robes; ventre modérément tendu, faiblement douloureux avec des taches lenticulaires à la surface; plaintes continuelles, pas de sommeil, pas de délire, peau chaude, sèche; pouls 136 (Ipéca 1 gr., émétique 0,25 centigr.).

Le 19. Pas de vomissements, selles abondantes, liquides, jaunes. Même état de prostration et d'accablement, avec plaintes continuelles pendant la nuit, sans délire (eau rougie, limonade, vin, bouillon coupé).

Le 20. Pas de vomissement; trente selles très-peu abondantes, volontaires, ventre aptati, douloureux, gargouillement dans toute l'étendue, langue humide, poisseuse; la prostration et l'adynamie sont moins grandes, la surdité a diminué, l'enfant suit des yeux et commence à parler; peau modérément chaude; pouls 120 (eau rougie et bouillon coupé).

Le 21. Pas de selles; même état général, mais abattement plus grand; pouls 122 très-faible (eau rougie, bouillon).

Le 22. Pas de selles, état général identique, langue sèche et polie, ventre douloureux; pouls 120.

Le 23. Deux selles liquides, ventre douloureux et taches lenticulaires; prostration moins grande; pouls petit 120.

Le 24. Deux selles liquides jaunes, plus abondantes; ventre légèrement tendu, toujours douloureux avec gargouillement; une tache lenticulaire, langue sèche, rouge; soif vive; pas de vomissements, toux sèche, fréquente, avec râles sibilants des deux côtés de la poitrine; pas de sommeil; hyperestésie cutanée, (bouillon, eau rougie).

Le 25. Plusieurs selles liquides avec quelques fragments solides; le ventre aplati, douloureux; pas de vomissements; langue humide, lèvres sèches, dépouillées; soif fréquente; elle demande à manger; mauvais sommeil troublé par de l'agitation; pas de délire; pouls 120 (bouillon).

Le 26. Plusieurs garde-robes liquides; ventre légèrement tendu, toujours très douloureux avec une ecchymose sous-cutanée près de l'ombilic; langue dépouillée, rose, humide; soif fréquente; la toux persiste et il y a des deux côtés de la poitrine des râles muqueux abondants; mauvais sommeil; peu de délire; plaintes continuelles; pouls 120.

Le 27. Plusieurs selles liquides de même nature; soif fréquente; ventre toujours tendu, douloureux, sans gargouillement; même prostration; plaintes continuelles; sommeil agité; cependant le visage est meilleur, le regard suit les objets et l'enfant demande à boire et à aller à la selle; pouls 120, petit (bain; eau rougie, bouillon).

Le 28. Même état; plusieurs selles; il s'est fait une eschare au sacrum.

Le 29. Selles liquides, mais un peu moins fréquentes; même état de faiblesse; pouls 112 (bouillon, eau rougie).

Le 30. Plusieurs garde-robes liquides; ventre aplati, toujours douloureux, n'ayant pas de taches lenticulaires, mais quantité de petites pétéchies faisant taches ecchymotiques. Quelques ecchymoses sous-cutanées s'observent également sur les jambes; l'eschare du sacrum se détache, elle n'est pas agrandie et n'intéresse que la superficie du derme ; peu de sommeil, agitation et plaintes continuelles, sans délire ; toux assez fréquente, sèche, avec râles sibilants dans la poitrine ; pouls extrêmement faible, 112 (pain, bouillon, eau rougie ; 60 grammes, vin de quinquina. Bains).

Le 31. Plusieurs selles liquides peu abondantes ; soif fréquente ; langue humide ; bon appétit ; pas de sommeil ; agitation et plaintes continuelles ; décubitus latéral à cause de l'eschare du sacrum qui ne fait pas de progrès et qu'on lave avec de la glycérine ; pouls 94-100, extrêmement faible.

Le 1er février. Quelques vomissements; la diarrhée continue; pouls 100.

Le 2. Plusieurs selles liquides peu abondantes ; pas de vomissements; même état de prostration et d'adynamie ; l'amaigrissement augmente malgré la nourriture ; de nouvelles taches ecchymotiques se sont produites sur les membres ; l'eschare augmente en longueur et plusieurs bulles d'ecthyma sanguinolent se sont produites sur la jambe et la cuisse gauches ; pouls 116 (bouillon, vin de quinquina, sous-nitrate de bismuth 1 gr., eau rougie).

Le 3. Plusieurs selles abondantes; pas de vomissements; pouls 92 ; très-dépressible mais plus large ; les pustules d'ecthyma ne se sont pas développées (bains).

Le 4. Plusieurs selles peu abondantes ; vomissements nombreux dans la journée d'hier ; langue rosée, humide, couverte d'un peu de muguet, le pouls excessivement petit 120 ; pas de sommeil ; plaintes continuelles ; pas de vomissements ; plusieurs selles peu abondantes, liquides; ventre aplati, douloureux ; les taches de purpura ont notablement diminué et il ne s'en est pas fait de nouvelles ; même état des eschares ; pouls 120 (bouillon).

Les 6, 7, 8 et 9. Même état.

Le 10. L'enfant est morte avec toute sa connaissance d'une façon presque subite au moment où elle venait de demander à boire.

Autopsie. Intestins. Les parois de l'intestin étaient amincies leur surface interne marbrée de plaques colorées en rouge par l'injection des vaisseaux ; on ne découvrait pas de plaques de Peyer distinctes, mais on retrouvait à leur siége habituel des surfaces oblongues d'une couleur un peu plus foncée, d'un aspect moins uni, moins lisse que la muqueuse avoisinante; chacun de ces espaces avait la grandeur d'une plaque normale.

Dans la plupart d'entre elles, on découvrait de petites dépressions circulaires ou ovales, de la grandeur d'un pois, tapissées par une membrane lisse qui passait sans interruption de la surface de l'intestin au fond de cette dépression, en formant au pourtour de l'orifice de ce petit godet très-aplati, un petit bourrelet : c'étaient autant d'ulcérations cicatrisées.

Le *foie* était volumineux, pâle, un peu gras.

Les *reins* étaient volumineux, pâles, blanchâtres, mous, gras.

Les *poumons* paraissent sains au premier abord, à part le lobe inférieur du poumon droit. Cette partie était rougeâtre, lourde résistant sous le doigt, non aérée et plongeait au fond de l'eau. On voyait des lobules à divers degrés de congestion; à la coupe on retrouvait ce même aspect et de plus de très-petites taches jaunes, les unes disséminées, les autres groupées; la pression les vidait et en faisait sourdre des gouttelettes de pus visqueux.

Dans le reste de ce poumon et dans le gauche, on trouvait disséminés sept petits corps, d'un jaune très-pâle, situés sous la plèvre qu'ils soulevaientcomme autant de tubercules de la grosseur d'un petit pois, mais ce n'étaient pas des tubercules.

En les fendant, on voyait le tissu pulmonaire sain autour d'eux, et on les trouvait formés par une petite poche à parois lisses contenant un pus jaunâtre et visqueux ; en général la cavité était unique, à part l'une d'elles qui était formée de plusieurs petites vacuolles, régulièrement ovoïdes et s'ouvrant toutes deux dans espace un commun.

La dernière des terminaisons possibles de l'infarctus est la gangrène pulmonaire, dont nous allons parler.

Indépendamment des infarctus, on observe quelquefois dans le cours d'une fièvre typhoïde des petites hémorrhagies situées superficiellement sous la plèvre ou disséminées dans le tissu pulmonaire. Elles sont causées ou par l'altération du sang ou par l'altération des parois des petits vaisseaux facilitant l'issue du sang.

Hoffmann a noté onze fois des cas semblables (1).

CHAPITRE VI.

GANGRÈNE PULMONAIRE.

La gangrène pulmonaire reconnaît pour causes divers processus qui déterminent souvent la forme de la gangrène, laquelle est plus ou moins diffuse ou localisée suivant la cause qui l'a produite.

La gangrène peut être occasionnée par des thromboses de l'artère pulmonaire ou de ses branches, comme nous en rapporterons plus loin un exemple (obs. XXIII).

Fréquemment ce sont des infarctus, des noyaux de pneumonie lobulaire qui la causent, probablement par compression du réseau capillaire et ischémie des tissus.

Mais ces causes seraient en général impuissantes à produire la nécrose pulmonaire, sans l'état général mauvais qui à lui seul en donne quelquefois l'explication. Il faut la chercher dans l'altération du sang, dans le contact du tissu pulmonaire avec une parcelle d'origine gangréneuse venue d'un point quelconque de l'organisme (d'une eschare du sacrum par exem-

(1) V. Hoffmann, loc. cit., p. 275.

ple), par un processus analogue au cas de Virchow, qui décrivit une forme gangréneuse du ramollissement cérébral consécutive à une embolie ayant pour point de départ un foyer gangréneux du poumon.

Quant à l'altération du sang, elle agit en diminuant la vitalité des tissus, peut-être par l'intermédiaire du système nerveux, et telle inflammation qui dans un organisme sain aurait déterminé des accidents légers cause la déchéance du parenchyme pulmonaire. Sur cent dix-huit autopsies, Griesinger observa sept fois la gangrène pulmonaire et, sur ces sept fois, cinq coïncidaient avec différents accidents putrides (1).

La gangrène pulmonaire peut être assez bien limitée, c'est quand elle est causée par un infarctus ou un îlot de pneumonie lobulaire; dans d'autres cas, elle est diffuse et coïncide avec l'œdème du poumon et un état cachectique.

Le pronostic, dans ces derniers cas, est infiniment plus sérieux, car, quoiqu'une gangrène pulmonaire soit toujours grave, elle guérit quelquefois, quand elle est limitée. Griesinger en cite un exemple que nous rapportons ici :

Obs. XIX. — Fille de 25 ans. A la sixième semaine de la maladie elle présente, du côté droit, les symptômes d'une pneumonie et d'une pleurésie qui disparurent en laissant à leur suite un petit exsudat pleurétique.

Dans la huitième semaine, on constate les signes d'une infiltration rapide du lobe supérieur et moyen; huit jours après des crachats très-fétides se produisirent; l'examen microscopique y fit

(1) V. Griesinger, loc. cit., p. 317.

reconnaître une certaine quantité de fibres pulmonaires, des cristaux de margarine et un peu de sang ; la respiration de la malade infectait toute la salle. L'odeur fétide s'améliora rapidement à la suite d'inhalations de térébenthine, mais on constata, dans la partie supérieure à droite, les signes de formation d'une caverne. L'odeur fétide de la respiration et des crachats se continua avec des variations pendant trois semaines, et l'on pouvait toujours, de temps à autre, reconnaître des fibres élastiques des poumons dans l'expectoration.

Le bien-être général augmenta de plus en plus et la malade quittait l'hôpital après un séjour de quatre mois. Je l'ai revue dans la suite, elle était forte et florissante de santé, le thorax ne présentait pas d'autre différences qu'un peu de dépression à la partie supérieure droite.

Nous allons maintenant rapporter quelques observations et examiner brièvement la cause probable de la gangrène.

Obs. XX. — M. Liouville (1) présente à la Société anatomique les pièces provenant d'un malade atteint de gangrène du pharynx avec souffle caverneux dans le poumon ; haleine fétide.

L'autopsie a révélé l'existence de cavernes superficielles.

L'artère pulmonaire contient un caillot. La formation des cavernes est rapportée par le présentateur à l'action d'infarctus.

Dans la discussion qui suivit, M. Laborde signala deux cas de gangrène pulmonaire de la fièvre typhoïde, avec quelques plaques sphacéliques dans le pharynx.

Obs. XXI. — Jean Madœri, épicier de Bâle campagne.

Au commencement d'août, il éprouve de l'anorexie, du malaise, de la perte des forces. Au milieu d'août, de la céphalalgie et des

(1) V. Bulletin de la Société anatomique, 1872, p. 7.

douleurs de ventre, et à la suite de purgatifs il est pris d'une forte diarrhée.

Entre le 19 août. La fièvre n'était pas très-forte, mais la langue était sèche. Dans les premiers jours le mal de tête et la stupeur augmentent; le malade est en proie à un délire très-loquace, mais interrogé, il peut encore répondre assez exactement aux questions. Le pouls est mal frappé, dicrote. Les bruits du cœur sont faibles. Le ventre est augmenté de volume, la région iléo-cæcale est très-douloureuse, la matité splénique est augmentée. Selles très-nombreuses dans la nuit du 23 au 24 août.

Apathie, respiration très-fréquente et pénible. Expiration prolongée. Peu de toux.

Après une courte amélioration de l'état général, les symptômes s'aggravent à partir du 28, le pouls devient fréquent et plus faible. Le 30 au matin il est à 116, puis tombe à 108, après l'application d'une vessie de glace. La nuit suivante il remonte à 132.

Le malade est très-tremblant, la langue est sèche, la respiration pénible et fréquente.

Mort le 31 août à 7 heures du soir.

Autopsie le lendemain à 11 heures.

Corps bien musclé, taches cadavériques. Tissu cellulo-adipeux très-prononcé. Les muscles présentent une couleur foncée.

La *boîte crânienne* adhère fortement à la dure-mère. On constate des dépôts ostéophitiques récents sur les côtés du sillon longitudinal supérieur. A l'incision de la dure-mère, il s'écoule une abondante sérosité rougeâtre.

La pie-mère et l'arachnoïde sont infiltrées de sérosité surtout à la partie postérieure et inférieure.

Vaisseaux superficiels injectés. Ventricules latéraux assez considérablement distendus. Ependyme trouble.

Substance cérébrale ferme, humide, riche en sang.

Organes du cou et de la poitrine. Pharynx et œsophage un peu rouges, le larynx l'est davantage.

A la paroi postérieure du larynx se trouve une croûte blanchâtre facilement détachable. Au-dessous, et en partie recouverte par cette croûte, se trouve une ulcération profonde d'environ 1 centimètre de longueur, répondant à l'insertion postérieure de la corde vocale gauche. En bas, dans la partie inférieure du larynx et de la trachée, la muqueuse est moins rouge.

L'ensemble des cartilages du larynx est calcifié.

Dans le corps thyroïde, kystes à contenu hémorrhagique.

Tous les cartilages costaux sont en voie d'ossification.

Les poumons ne reviennent pas sur eux-mêmes à l'ouverture de la poitrine ; ils recouvrent presque le péricarde. A la partie antérieure et surtout à la partie inférieure gauche, on observe un emphysème à grosses bulles.

Le lobe supérieur du poumon gauche est légèrement œdémateux. Au voisinage du hile pulmonaire de ce côté se trouve une partie fortement ramollie, verdâtre, tranchant par sa coloration.

Au lobe inférieur, les lobules isolés se distinguent assez nettement les uns des autres. A la coupe, ce lobe est presque entièrement vide d'air. Le parenchyme est d'un rouge bleu, laissant écouler par la section une abondante sérosité d'un gris rougeâtre.

Dans le lobe supérieur du poumon droit comme à gauche existe un foyer plus petit, verdâtre, en train de se gangréner.

Le lobe moyen est œdémateux, le lobe inférieur atélectasié, plein de sang, granulé à la surface.

Dans le tissu du *péricarde*, fort dépôt graisseux.

Cœur assez gros surtout augmenté en largeur. A la paroi antérieure du ventricule droit existe une grosse tache laiteuse.

Musculature du cœur terne, molle, d'un jaune brun.

Les cavités des deux ventricules sont fortement dilatées.

Les valvules aortiques sont un peu confondues, la valvule mitrale légèrement épaissie.

Cavité abdominale. La *rate* a doublé de volume, terne, capsule ridée, pulpe molle et en bouillie d'un bleu rougeâtre clair.

Le *foie* volumineux, au parenchyme mou mais cependant peu friable. La surface de section est d'un rouge grisâtre, séparation des lobules effacée. La vésicule est petite, contenant peu de bile d'un vert jaune.

Estomac petit ; muqueuse pâle.

Intestins. Masses fécales d'un vert tendre, gluantes, fortement adhérentes à la paroi. Dans les parties supérieures, la muqueuse semble atrophiée. A 20 centimètres au-dessus de la valvule, on trouve une petite ulcération; plus bas est un gonflement des plaques de Peyer avec perte de substance assez profondes mais sans production d'eschares (ulcération détergées). Les follicules solitaires sont augmentés de volume dans le voisinage des plaques et même infiltrés plus haut. Gonflement des follicules dans le cæcum.

Glandes mésentériques englobées dans la graisse; elles sont augmentées de volume dans la région iléo-cæcale.

Pancréas normal, d'un gris rougeâtre.

Reins normaux de grosseur avec petits kystes séreux à la périphérie.

Dans cette observation, empruntée à Hoffmann, il y a une gangrène du larynx, et peut-être pourrait-on lui attribuer l'origine de la gangrène pulmonaire, comme dans les cas de Liouville et de Laborde on pouvait le faire pour celle du pharynx. Mais dans l'observation de Hoffmann la gangrène est diffuse; elle est accompagnée d'œdème, et l'infarctus doit peut-être être rejeté comme étiologie. Quant à Hoffmann, il la cherche dans l'affaiblissement de l'action cardiaque.

Obs. XXII. Jean Führer, charpentier, né le 11 février 1844, très-bonne santé antérieure. Début de la maladie le 30 septembre 1865; constipation, vertiges, courbature dans les membres, douleurs dans le dos et à la nuque.

Entre le 4 octobre. Il présente la langue blanche, rate non augmentée de volume. Les douleurs de la nuque continuent de même que la constipation. Tempér., 38,5. S., 39,5. Cette tempér. augmente les jours suivants.

Le 10 octobre, elle atteint 40,5.

Le même jour, il y a un frisson et des douleurs dans le côté droit, surtout à l'inspiration. L'inspiration et l'expiration sont courtes. A chaque inspiration il lève le bras droit.

Le 11. La respiration devient de plus en plus pénible; le malade laisse aller sous lui. Matité considérable avec diminution de la

(1) V. Hoffmann, loc. cit., p. 276.

(2) V. Hoffmann, loc. cit., p. 273.

respiration qui est à peine perceptible. Les vibrations thoraciques sont augmentées.

Les jours suivants survient le délire. La toux est douloureuse, l'expectoration un peu sanguinolente et pénible.

Le 17. La dyspnée augmente. Le pouls est à 104.

Le 18. Le pouls est plus petit (120). La matité du côté droit augmente en hauteur, survient une forte sueur; les extrémités deviennent froides, et le 19, à 2 h. du matin, il meurt.

Autopsie 9 heures après la mort. Aspect extérieur. Corps très-bien musclé; rigidité cadavérique considérable. La peau, sur les parties supérieures du corps, est jaune avec des taches d'un bleu rougeâtre sur tout le dos et sur le côté antérieur des extrémités. Coloration ictérique intense des yeux. Couche graisseuse sous-cutanée très-développée, muscles du thorax foncés, mais un peu pâles sur les parois abdominales.

Cavité crânienne. Boite crânienne très-épaisse et se séparant facilement de la dure mère.

Vaisseaux superficiels très-remplis; pie mère œdémateuse; beaucoup de granulations de Pacchioni. Ventricules latéraux peu distendus. Encéphale un peu mou, vascularisé normalement.

Organes du cou et de la poitrine. Muqueuse du larynx et de la trachée rouge. Celle du pharynx et de l'œsophage est pâle. Les deux glandes sous-maxillaires, sont fortement tendues. Dans la cavité thoracique on trouve à droite un épanchement d'environ un litre de liquide jaune rougeâtre trouble. De gauche il s'en trouve une faible quantité.

Adhérences légères du poumon droit en arrière. Le lobe supérieur est encore assez perméable à l'air quoiqu'un peu œdémateux. A la partie inférieure on trouve à la coupe une surface de section présentant de petites granulations.

Le lobe moyen à la partie antérieure est d'un rouge grisâtre, fortement augmenté de consistance et présentant des granulations abondantes. Il est vide d'air. En arrière il contient encore de l'air, il est en partie rouge, en partie gris, fortement ramolli et sentant très-mauvais.

Le lobe inférieur ne contient que peu d'air et la surface de section est d'un gris rouge, très-légèrement granulé avec quelques places d'un rouge sombre plus considérables, plus dures et assez nettement limitées.

Poumon gauche perméable partout, œdémateux.

Dans le péricarde, environ 100 centimètres cubes, d'un sérum coloré en jaune. Le cœur est volumineux ; le ventricule gauche très-contracté, d'un brun rouge ; les parois sont épaisses et friables, les valvules mitrale et aortique sont saines. Le ventricule droit présente des parois minces. Dans les deux cœurs il y a du sang fraîchement coagulé, à droite avec des parties fibrineuses considérables qui se séparent facilement des parois. A la pointe des deux ventricules, fortement fixés dans les intervalles des colonnes musculaires, on trouve des caillots plus anciens, mous, de la grosseur d'une noisette, en partie complètement décolorés et en état de ramollissement commençant.

La branche droite de l'artère pulmonaire contient près de son origine un caillot gris-rougeâtre, mou et adhérant à la paroi artérielle. Ce caillot se prolonge dans la division artérielle correspondant au lobe moyen ; il remplit celle-ci complètement et adhère partout très-solidement à la paroi. Quelques points commencent aussi à se ramollir et sont changés en une bouillie d'un rouge-jaunâtre. Les parois artérielles présentent à ce niveau un aspect trouble très-marqué.

Les divisions périphériques de plusieurs branches sont complètement vides.

Cavité abdominale. Foie d'un volume modéré, surface légèrement inégale avec quelques plaques colorées en jaune et quelques taches ecchymotiques. A la coupe le parenchyme est friable, d'un gris-rouge, parsemé de petites taches rougeâtres. La vésicule contient peu de bile légèrement filante et d'une couleur orangée ; elle se laisse facilement exprimer dans le duodécum.

Rate peu augmentée de volume, molle ; capsule ridée ; parenchyme assez ferme, d'un bleu rouge pâle, parsemé de petits amas arrondis d'un rouge foncé.

Pancréas, rouge pâle, très-dur augmenté de volume de 1/4 environ.

Les ganglions mésentériques, sont un peu enflés, d'un gris-rougeâtre, ramollis.

L'estomac très-grand, contient beaucoup de liquide muqueux. La muqueuse est pâle.

L'intestin, modérément distendu par les gaz, est rouge. Le cæcum est au-dsssus de la fosse iliaque droite, immédiatement au-dessous du foie. Dans l'iléon les follicules solitaires et les plaques de Peyer sont gonflés jusqu'à trois mètres au-dessus de la valvule.

Vers la valvule, les ulcérations sont plus considérables. Tout près, on remarque une grande plaque confluente d'infiltrations avec légères pertes de substance au milieu.

Pas d'altération du gros intestin.

Le *rein* gauche de grosseur moyenne présente une légère impression de la rate. La capsule est facilement séparable; la surface est lisse. La coupe est d'un gris-rougeâtre; les papilles sont d'un gris-jaune égal.

Le rein droit, plus petit, est semblable.

La *vessie* contient un peu d'urine trouble, d'un jaune pâle.

Dans cette observation l'étiologie est évidente. Les caillots sanguins du cœur ont causé la thrombose de l'artère pulmonaire, et celle-ci, dont la ramification correspondant au lobe moyen était oblitérée, a déterminé la gangrène de ce lobe.

Enfin, dans une dernière observation empruntée à Andral (1), nous ne trouvons, pour expliquer la gangrène, que le mauvais état général, qui, aidé par une médication prodigieusement débilitante, a empêché un processus inflammatoire du poumon d'arriver à résolution, et, la vitalité des tissus étant diminuée ou abolie, ces derniers se sont mortifiés.

Obs. XXIII. — Un porteur d'eau, âgé de 25 ans, arrivé de la Savoie depuis trois mois, tempérament sanguin, constitution forte, fut pris dans la soirée du 17 janvier 1822 de frissons qui se prolongèrent pendant la nuit. Le lendemain il eut un sentiment de malaise, diminution de l'appétit, retour des frissons le soir. Même état jusqu'au 20; alors coliques, déjections alvines fréquentes. Il ne fit aucun traitement jusqu'au 24 où il entre à l'hôpital.

(1) Andral, Clinique médicale, t. I, obs. XIX.

Le 25 janvier (9e jour). Face rouge, animée, yeux brillants; soif, anorexie, langue rouge sur les bords et à la pointe, enduite d'un mucus jaunâtre au centre; bouche amère; ventre indolent, un peu tuméfié. 7 à 8 selles en 24 heures; toux légère; pouls plein et fréquent; peau chaude et sèche (saignée de 4 palettes, tisane d'orge, diète).

Le 26. Le sang présente un gros caillot recouvert d'une couenne dense et épaisse; 14 selles; même état d'ailleurs (saignées de 2 palettes). Dans la soirée du 26, redoublement de fièvre très-violent (3e saignée qui ne fut que de 1 palette, le malade ayant été pris de syncope au milieu).

Le 27. Légère épistaxis; le soir fièvre violente (saignée de 2 palettes). Le sang présente un petit caillot recouvert d'une couche mince et molle.

Le 28. Épistaxis. Face encore rouge, yeux brillants; abattement des traits; réponses lentes; même état de la langue; soif ardente, ventre un peu météorisé; 13 ou 14 selles avec coliques. Pouls fréquent; peau moite. (Tisanes émollientes).

Le 29. Abondante épistaxis; affaissement; plaintes continuelles; toux sans expectoration; respiration un peu précipitée; matité légère et râles crépitants à gauche en arrière dans toute l'étendue à peu près du lobe inférieur (24 sangsues dans le côté gauche du thorax; deux vésicatoires aux jambes).

Les 30 et 31. Épistaxis, prostration; face pâle; même état de la respiration, même résultat par la percussion et l'auscultation; expectoration catarrhale; diarrhée aussi abondante (vésicatoire sur la poitrine).

Le 1er février. Trouble de l'intelligence. Épistaxis.

Le 2. Épistaxis très-abondante depuis 3 heures du matin, faiblesse extrême, face pâle et abattue, langue blanche et humide, respiration plus libre; persistance de la toux, du météorisme et de la diarrhée. Pouls très-féquent et très-faible. (Tamponnement des fosses nasales. Eau de riz gommée.)

Le 3. Agitation la nuit; yeux animés; loquacité; mouvements continuels de la mâchoire inférieure; pouls faible, très-fréquent; langue humide et blanche. (Sinapismes.)

Le 4. Langue blanche, mais sèche avec quelques plaques noires; dents fuligineuses; pouls très-faible, 100 pulsations.

Le 5. Prostration extrême; gémissements continuels; intégrité de l'intelligence; excrétions alvines involontaires; respiration haute et bruyante. La vessie distendue remonte jusqu'à l'ombilic; l'urine sort par regorgement. Pouls très-faible, 140 pulsations. (Décoction de polygala gommé, vésicatoire sur le sternum, sinapismes aux cuisses). Mort à 11 heures du matin.

Autopsie. Cerveau sain.

Thorax. Adhérence intime des plèvres costale et pulmonaire du côté gauche. Le lobe inférieur du poumon gauche était dense, brunâtre et laissait s'écouler à l'incision un mélange de sang et de pus. Au centre du lobe supérieur qui était sain, se trouvait une cavité pouvant loger un gros œuf de poule. La surface était aréolée, brunâtre: elle contenait une sorte de bouillie gris verdâtre, d'une fétidité gangréneuse.

Abdomen. Muqueuse gastrique très-blanche dans toute son étendue ayant son épaisseur et sa consistance ordinaires. Pâleur remarquable de la muqueuse de l'intestin grêle dans ses 4/5 supérieurs. Dans le 5e inférieur apparaissent de nombreuses élevures dont le diamètre varie de 3 à 6 lignes. Leur couleur est d'un rose pâle. Le centre de quelques-unes est ulcéré; dans l'étendue de quelques travers de doigt on trouve plusieurs ulcérations du diamètre d'une pièce de 2 francs. La muqueuse qui forme leurs bords est rouge et boursoufflée. La surface interne du cæcum et du colon est parsemée d'élevures semblables à celles de l'intestin grêle, mais plus confluentes et ulcérées à leur centre pour la plupart. La membrane muqueuse est rouge dans toute son étendue, taudis qu'elle était blanche dans l'intestin grêle.

Les ganglions lymphatiques correspondant aux portions d'intestin malade sont gonflés; leur tissu est rouge.

La vessie, distendue par l'urine, s'étend jusqu'au niveau de l'ombilic. La membrane interne est légèrement injectée.

CHAPITRE VII.

EMBOLIE DE L'ARTÈRE PULMONAIRE.

Nous avons vu que, dans la fièvre typhoïde, il était assez fréquent d'observer des caillots fibrineux du cœur donnant lieu à des embolies allant se loger dans quelque département de l'artère pulmonaire. Comme ces embolies sont généralement d'un petit volume, elles ne donnent pas lieu à des accidents immédiats, mais produisent une des complications que nous avons étudiées. Il n'en est pas de même quand le caillot d'un certain volume oblitère brusquement et complètement, ou presque complètement, le tronc principal ou l'une des grosses branches de bifurcation de l'artère pulmonaire.

Dans ces cas-là, l'origine des caillots n'est généralement pas le cœur, mais le plus souvent les veines du membre inférieur, quelquefois les sinus cérébraux (Griesinger). Il se détache une embolie d'une des coagulations veineuses qui y existent; cette embolie passe du cœur droit dans l'artère pulmonaire.

Là, si le caillot est petit, après quelques instants d'une dyspnée plus ou moins pénible, le malade retrouve son calme, et finit par voir plus tard se développer des accidents secondaires.

(1) V. Hilton Fugg, British Med. Journ., 27 nov. 1875, p. 685. Griesinger, loc. cit., p. 388. (Note de Vallin).

Mais si le caillot est volumineux, il s'arrête dans un gros vaisseau, un champ très-considérable de l'hématose se trouve compromis, et le malade succombe à cette variété d'asphyxie que Trousseau a si bien décrite dans ses cliniques (1). Cette mort subite ne doit point être confondue avec celle par syncope, qu'elle soit causée par anémie cérébrale, comme le suppose Laveran; par action reflexe, comme le pense M. Dieulafoy, ou par dégénération cardiaque, comme le veut M. Hayem. Dans la syncope, la mort commence par le cœur; dans l'embolie, c'est par le poumon. D'ailleurs l'anxiété dyspnéique, le besoin d'air accusé par les malades et la congestion bleuâtre de la face démontrent qu'il y a asphyxie.

CONCLUSIONS.

I. Dans la fièvre typhoïde les symptômes peuvent être d'une façon générale ramenés à deux mécanismes : lésions congestives, lésions destructives.

II. Les phénomènes congestifs portent sur la peau, l'intestin, le cerveau, le poumon et sur d'autres viscères; mais le mouvement fluxionnaire de ces derniers n'imprime pas un cachet spécial à la maladie.

III. Le poumon est toujours congestionné dans la fièvre typhoïde. Ces congestions pulmonaires ont au début des caractères de mobilité qui permettent de les déplacer; de là l'utilité des révulsifs cutanés.

(1) V. Trousseau, Clinique médicale, 1868, p. 667.

IV. Plus tard, la congestion pulmonaire n'est plus causée par un mouvement fluxionnaire, mais par stase. L'état de dégénération du cœur est la cause la plus fréquente de cette stase.

V. La stase sanguine amène la splénisation, l'œdème quelquefois aigu et l'infiltration sanguine du poumon.

VI. La splénisation s'accompagne de catarrhe bronchique, auquel on peut attribuer l'emphysème observé quelquefois.

VII. Le poumon s'enflamme quelquefois; mais cette inflammation est rarement franche : elle prend le type de la pneumonie lobulaire, lobaire ou interstitielle.

VIII. La pneumonie véritable est rare dans la fièvre typhoïde. Le plus souvent il s'agit de fausses pneumonies. Si l'on observe une pneumonie vraie avec hépatisation, c'est après le quatorzième jour de la maladie et dans la convalescence.

IX. La tuberculose s'observe assez fréquemment à la suite de la fièvre typhoïde.

X. Les complications les plus rares de la fièvre typhoïde sont la pneumonie primitive, la pleurésie, l'hémoptysie sans tubercules, le pneumothorax, les infarctus et les gangrènes pulmonaires.

XI. La pneumonie primitive dans la fièvre typhoïde est une affection rare, et il est souvent difficile de démontrer l'antériorité de la fièvre typhoïde.

XII. La pleurésie sans inflammation pulmonaire est fort rare. Elle se développe vers la fin de l'affection ou dans la convalescence. L'épanchement peut

devenir considérable et n'a pas de tendance à la résorption.

XIII. L'hémoptysie s'observe quelquefois. Le plus souvent elle est le signe d'une apoplexie pulmonaire, cependant elle peut être quelquefois fluxionnaire. Dans ce cas, elle succède fréquemment à un refroidissement périphérique.

XIV. On a observé une fois le pneumothorax dans le courant de la fièvre typhoïde, sans lésions du poumon suffisantes pour expliquer sa rupture.

XV. On trouve fréquemment dans le poumon des typhiques des infarctus.

XVI. Quelquefois l'infarctus détermine des inflammations ultérieures, soit pulmonaires, soit pleurales.

XVII. Les infarctus reconnaissent pour cause générale l'action décroissante de l'énergie du cœur, qui a permis à des coagulations de se former quelque part, et ces coagulations déterminent des embolies. D'autres fois ces embolies partent d'un point gangréneux ou purulent de l'organisme. Elles ont alors le caractère septique.

XVIII. Les mêmes causes peuvent être invoquées pour expliquer les gangrènes plus ou moins étendues qu'on observe dans le poumon.

XIX. Une embolie dans le tronc principal de l'artère pulmonaire ou dans l'une des grosses branches de bifurcation cause la mort rapide par asphyxie.

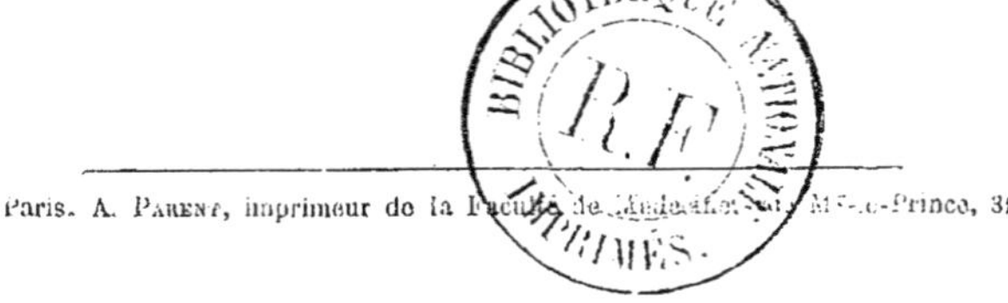
BIBLIOTHÈQUE NATIONALE R.F. IMPRIMÉS

Paris. A. Parent, imprimeur de la Faculté de Médecine, rue M.-le-Prince, 31

262

www.ingramcontent.com/pod-product-compliance
Ingram Content Group UK Ltd.
Pitfield, Milton Keynes, MK11 3LW, UK
UKHW022127190726
13855UKWH00003B/1062

9 782013 562089